Шикха Сачан
Смрити Трипатхи

Школьные программы стоматологического здоровья

Шикха Сачан
Смрити Трипатхи

Школьные программы стоматологического здоровья

ScienciaScripts

Imprint

Any brand names and product names mentioned in this book are subject to trademark, brand or patent protection and are trademarks or registered trademarks of their respective holders. The use of brand names, product names, common names, trade names, product descriptions etc. even without a particular marking in this work is in no way to be construed to mean that such names may be regarded as unrestricted in respect of trademark and brand protection legislation and could thus be used by anyone.

Cover image: www.ingimage.com

This book is a translation from the original published under ISBN 978-620-7-46481-4.

Publisher:
Sciencia Scripts
is a trademark of
Dodo Books Indian Ocean Ltd. and OmniScriptum S.R.L publishing group

120 High Road, East Finchley, London, N2 9ED, United Kingdom
Str. Armeneasca 28/1, office 1, Chisinau MD-2012, Republic of Moldova, Europe
Printed at: see last page
ISBN: 978-620-7-24313-6

Copyright © Шикха Сачан, Смрити Трипатхи
Copyright © 2024 Dodo Books Indian Ocean Ltd. and OmniScriptum S.R.L publishing group

Оглавление

ВВЕДЕНИЕ 2

История 9

Необходимость и важность программ по охране здоровья зубов в школах 19

Школы, способствующие укреплению здоровья 23

Элементы программ школьной стоматологической гигиены 29

Цель школьных программ по охране здоровья зубов 39

Политика школьной стоматологии 45

Этапы планирования школьной программы стоматологического здоровья 54

Типы программ школьной стоматологической гигиены 60

Преимущества и недостатки школьных стоматологических клиник .. 78

Некоторые школьные программы по гигиене полости рта в разных странах 86

Некоторые профилактические программы на базе школ 109

Преимущества школьных программ 124

Индийский сценарий 125

Дополнительное стоматологическое обслуживание 132

Оценка 134

Заключение 137

Ссылки 142

ВВЕДЕНИЕ

Школы являются важной средой для укрепления здоровья, поскольку они охватывают более миллиарда детей во всем мире, а через них - школьный персонал, семьи и общество в целом.[1] Плохое состояние полости рта может пагубно сказаться на качестве жизни детей, их успеваемости в школе и успешности в дальнейшей жизни. Хотя большинство заболеваний полости рта можно предотвратить, не все люди и сообщества в полной мере пользуются имеющимися профилактическими мерами. Школьники не являются исключением. Чаще всего дети являются основной приоритетной группой.

Будущие и кормящие матери и дети дошкольного возраста - другие группы, которым уделяется приоритетное внимание в рамках многих программ общественного здравоохранения. Различия в состоянии здоровья полости рта существуют между богатыми и бедными. Однако такое неравенство должно быть сведено к минимуму, особенно для детей школьного возраста.[2] Здоровье детей влияет не только на их когнитивные способности в школе, но и на их способность посещать школу и оставаться в ней на протяжении многих лет.

Дети, посещающие начальную школу, имеют больше шансов на выживание. Поскольку дети чаще всего становятся жертвами стоматологических заболеваний, программы, направленные на охрану стоматологического здоровья школьников, имеют большое значение для укрепления здоровья полости рта в обществе. Программа школьного здоровья - это программа школьного здравоохранения в рамках национальной миссии сельского здравоохранения, которая была необходима и запущена для реализации концепции национальной миссии сельского здравоохранения по обеспечению эффективного медицинского обслуживания населения по всей стране. [3]

Школьные программы здоровья - это экономичное и эффективное средство улучшения стоматологического здоровья будущего поколения. Дети с плохим состоянием полости рта в 12 раз чаще имеют ограничение по активности. [4]

Школьное здравоохранение - важная отрасль общественного здравоохранения. Поскольку дети - самые главные жертвы стоматологических заболеваний, программы, направленные на охрану здоровья полости рта школьников, имеют большое значение для укрепления здоровья полости рта в обществе. [5]

Здоровье полости рта имеет основополагающее значение для общего здоровья и благополучия. Школы могут обеспечить благоприятную среду для укрепления здоровья полости рта. Школьная политика и санитарное просвещение являются обязательным условием для достижения здоровья полости рта и контроля рискованного поведения, связанного с диетой и питанием.[2] Школьные службы здравоохранения способствуют достижению целей как системы образования, так и системы здравоохранения. Скоординированные программы школьной гигиены дают возможность предоставить услуги и знания, необходимые для того, чтобы дети могли быть продуктивными учениками и развивать навыки принятия решений о здоровье на протяжении всей жизни.[1] Здоровая полость рта позволяет человеку говорить, есть и общаться, не испытывая при этом активных заболеваний, дискомфорта или смущения.

Более 50 миллионов школьных часов ежегодно теряется из-за проблем со здоровьем полости рта, которые влияют на успеваемость детей в школе и их успешность в дальнейшей жизни. [6] Школы являются эффективной платформой для укрепления здоровья полости рта, поскольку они охватывают более 1 миллиарда детей во всем мире. Сообщения о здоровье полости рта могут быть усилены в течение всех школьных лет, которые являются наиболее влиятельными этапами в жизни детей и в течение которых формируются убеждения, установки и навыки на всю жизнь.

Распространенность детского кариеса составляет - 26,85% среди детей в возрасте 18-36 месяцев и 59,37% среди детей в возрасте 5 лет, имеющих кариес.[7] Кариес на начальных зубах может отражаться не только на здоровье полости рта ребенка, повышая вероятность развития последующего кариеса на постоянных зубах, но и на общем состоянии здоровья. Дети с кариесом могут иметь замедленный рост по сравнению с детьми без кариеса, а некоторые из них могут иметь низкий вес из-за ассоциации с болью во время еды. По этой причине образовательные и профилактические меры для этой группы важны, так как она состоит из младенцев, с целью содействия обучению здоровым привычкам и снижения уровня кариеса и заболеваний пародонта, а также снижения риска заболевания в будущем. Образование таким образом стимулирует развитие навыков, формирование способностей и создание ценностей, что побуждает субъекта ежедневно действовать позитивно по отношению к своему здоровью полости рта и здоровью полости рта других людей. Обучение детей гигиене полости рта считается приоритетным из-за высокого риска развития кариеса в этом возрасте, а также постоянных изменений в среде полости рта, возможности изменить вредные привычки и обеспечить более высокий уровень обучения.[7]

В последние годы эффективность школьного стоматологического скрининга во многих странах стала предметом пристального внимания. Было предложено, что стоматологический скрининг детей в школах достигает цели "поощрения посещения стоматологических кабинетов и спроса на медицинскую помощь" и служит "средством обучения стоматологическому здоровью". В Индии дети составляют около 38-40 процентов всего населения, и 80 процентов из них имеют высокий уровень стоматологических заболеваний. Школьный стоматологический скрининг играет важную роль в выявлении детей с невылеченными заболеваниями и стимулировании их к обращению за стоматологической помощью путем информирования их общиной.[8]

Программы школьной гигиены - это программы на местах, направленные на укрепление здоровья полости рта, профилактику заболеваний и обеспечение доступа к стоматологической помощи для школьников. Образовательные мероприятия по охране стоматологического здоровья являются частым компонентом программ школьной стоматологической помощи, но их эффективность редко оценивалась. Образование в области стоматологического здоровья является частью учебной программы во многих школьных системах по всему миру. Это обосновано тем, что профилактика является ключом к контролю над стоматологическими заболеваниями, что кариес и заболевания пародонта в значительной степени можно предотвратить с помощью личного поведения, и что образовательная среда школы является логическим местом для обучения практике стоматологического здоровья, которая приведет к улучшению стоматологического здоровья сегодняшних детей и завтрашних взрослых.[9]

В детском и подростковом возрасте формируется поведение, а также убеждения и отношение к здоровью полости рта. Дети и подростки восприимчивы к новой информации, и чем раньше закладываются хорошие привычки в полости рта, тем большее влияние они оказывают. Сообщения о достижении и поддержании хорошего здоровья полости рта можно регулярно повторять на протяжении всех школьных лет. Дети и подростки также могут приобрести личные навыки, которые позволят им принимать здоровые решения, вести здоровый образ жизни и справляться со стрессовыми ситуациями, например, конфликтами.

Школы могут обеспечить благоприятную среду для укрепления здоровья полости рта. Безопасная физическая среда на игровой площадке и во всей школе может помочь снизить риск стоматологической травмы. При наличии соответствующей политики и практики можно принять необходимые меры в случае возникновения чрезвычайной стоматологической ситуации. [10]

История

Школьное здравоохранение - важная отрасль общественного здравоохранения. Школьная служба здоровья - это экономичное и мощное средство повышения уровня здоровья населения и, что еще более важно, будущих поколений. Школьная служба здоровья - это служба индивидуального здоровья. За последние 70 лет она прошла путь от более узкой концепции медицинского обследования детей до современной более широкой концепции комплексной заботы о здоровье и благополучии детей на протяжении всех школьных лет. Школы традиционно являются центром обучения по вопросам гигиены полости рта. Они обеспечивают условия для эффективного осуществления программ санитарного просвещения, предоставляя доступ к большому количеству детей. Школа является одним из основных учреждений вторичной социализации, более формального и отстраненного процесса, чем первичная социализация, который влияет на поведение, основанное на решениях, а не на привитых навыках. [11]

Начало школьного здравоохранения в Индии относится к 1909 году, когда в городе Барода впервые было проведено медицинское обследование школьников. Комитет Бхора в 1946 году сообщил, что школьные медицинские службы в Индии практически не существуют, а там, где они есть, находятся в неразвитом состоянии. Сэр Джозеф Бхор был председателем комитета Бхора, среди членов которого были одни из пионеров общественного здравоохранения, регулярно заседал в течение двух лет и в 1946 году представил свой знаменитый отчет, состоящий из 4 томов. [12]

В то время как в 1953 году комитет по среднему образованию подчеркнул необходимость проведения медицинских осмотров и программ школьного питания. В 1960 году правительство Индии учредило комитет по школьному здравоохранению для оценки уровня здоровья и питания школьников. [5]

Школьные службы здравоохранения способствуют достижению целей как системы образования, так и системы здравоохранения. Скоординированные программы школьной гигиены дают возможность предоставить услуги и знания, необходимые для того, чтобы дети могли продуктивно учиться и развивать навыки принятия решений о здоровье на всю оставшуюся жизнь.[1]

Впервые о школьных программах гигиены полости рта

было сообщено в XIXth веке. Уильям Фишер, стоматолог из Англии, был первым человеком, который ощутил высокий риск развития кариеса, а также заметил недостаток лечения среди детского населения в конце девятнадцатого века. Он посвятил много времени кампании по осмотру и лечению детей в школах. В 1885 году он опубликовал работу под названием "Обязательное внимание к зубам школьников". После этого Британская стоматологическая ассоциация назначила комитет по изучению здоровья зубов у детей. Последующие отчеты стали важным шагом на пути к созданию и развитию школьной стоматологической службы.[5]

В 1920-х годах возник всплеск интереса к программам общественного стоматологического обслуживания в школах.[13] Новая Зеландия также имеет долгую историю программ школьной стоматологической помощи, которая стала пионером концепции школьных стоматологических медсестер.[14] Программа школьных стоматологических медсестер в Новой Зеландии была создана в 1923 году (обучение началось в 1921 году). Стимулом для создания этой программы послужило наличие обширных стоматологических заболеваний у детей. Лечение детей было затруднено из-за нехватки стоматологов и больших расстояний между населенными пунктами. Правительство подготовило молодых женщин, которых стали называть школьными зубными медсестрами, которые должны были обеспечивать основную часть лечения в школьной стоматологической службе. [1]Обучение стоматологической медсестры длится два года. По окончании обучения каждая медсестра закрепляется за школой, где она работает, чтобы оказывать регулярную стоматологическую помощь. Возрастная группа детей, которых обслуживает стоматологическая медсестра, - 2½-13 лет. Эта программа позволила значительно улучшить состояние полости рта детей. Несомненно, школьная стоматологическая медсестра сыграла важную роль в обеспечении стоматологической помощи школьникам.[2]

В десятилетие после Первой мировой войны проблема стоматологического здоровья получила все большее признание на федеральном уровне. В Вашингтоне были проведены две конференции Белого дома по вопросам здоровья и защиты детей: одна в 1929 году, другая в 1930 году. На обеих рассматривалась проблема стоматологической помощи. На последней конференции, в частности, была секция по стоматологии и гигиене полости рта, на которой доктор Перси Р. Хау, тогдашний директор детского стоматологического лазарета Форсайт в Бостоне, предложил программу постоянного периодического стоматологического контроля и чистки зубов детей, в дополнение к обучению питанию для профилактики стоматологических заболеваний.[13]

Аналогичным образом в Малайзии школьная стоматологическая служба была создана в 1948 г. В 1952 г. насчитывалось 19 школьных стоматологических клиник. В следующем году стоматологические услуги были включены в состав медицинских центров. В 1955 году была введена схема медицинского обслуживания в сельской местности, после чего стоматологические услуги распространились на сельское население. Она охватывает почти 92% детей начальной и 60% детей средней школы.[15]

Сингапур стал первой страной в азиатском регионе, где была реализована масштабная программа стоматологического образования. В школах было введено обучение стоматологии, чтобы привить школьникам навыки гигиены зубов. [15]

Новым дополнением к здоровому образу жизни в школе стало фторирование школьной воды в повышенной концентрации там, где нет возможности фторировать воду в общественных источниках. Хоровиц и др. протестировали такую программу при концентрации 5 частей на миллион в течение 12 лет и получили снижение кариеса на 39 процентов. По данным Службы общественного здравоохранения США на февраль 1977 года, в 383 школах в 13 штатах проводится такое фторирование и обслуживается более 124 000 детей. [13]

Natural Nashers - это британская программа санитарного просвещения для младшего школьного возраста, которая может применяться повсеместно. Изменения в знаниях и убеждениях учеников измерялись с помощью самозаполняемых анкет, изменения в гигиене полости рта - с помощью оценки состояния десен у детей, мнение учителей - с помощью анкеты. Некоторые улучшения в знаниях происходили там, где знания и отношение были низкими с самого начала (Craft and Holloway, 1983).

Команда Gleam - это гибкая программа обучения стоматологическому здоровью для младших классов, которую выбирает сам учитель. Цель программы - способствовать осознанию детьми младшего школьного возраста ценности своих зубов и выбора, связанного с достижением хорошего стоматологического здоровья (Towner, 1984).[11]

Сроки реализации программ школьного стоматологического здоровья

1918 - Первый научный доклад, в котором говорилось о необходимости школьной программы обучения стоматологии, был представлен Стоматологическому обществу Северной Каролины.[5]

1949-57 - Секция стоматологического здоровья Департамента здравоохранения штата Миннесота курировала демонстрационную программу школьной стоматологии в Аскове.[5]

1965 - В США началась реализация национальной программы дошкольного образования.[5]

1968 - В Филадельфии введена программа дополнительного направления в школу (SHARP).[5]

1970 - Стоматологическое общество Северной Каролины приняло

резолюцию в поддержку сильной программы профилактики стоматологических заболеваний, включающей школьное и общественное фторирование.[5]

1971- Изучение здоровья полости рта - это комплексная программа, охватывающая современные стоматологические концепции.[5]

1973— Фрэнк. Э. Лоу определил масштабы проблемы стоматологических заболеваний в Северной Каролине.[5]

1974- 76 - Программа "Зубная трещотка" была разработана совместными усилиями техасской профессиональной организации по охране здоровья полости рта.[2]

1989 год... Бюро стоматологического здоровья разработало программу "Зубная трещотка 2".[2]

1993 г. - Началась реализация программы общественного стоматологического здоровья в штате Северная Каролина.[2]

1995 год - Всемирная организация здравоохранения выступила с Глобальной инициативой по школьному здравоохранению.[16]

2001 год - Федеральное министерство здравоохранения и Федеральное министерство образования в сотрудничестве с Всемирной организацией здравоохранения сделали первый шаг, проведя быструю оценку системы школьного здравоохранения в Нигерии, чтобы определить состояние школьного здравоохранения.[17]

2005-2012 - Правительство Индии начало программу школьного здравоохранения в рамках Национальной миссии сельского здравоохранения (NRHM) Индии. Программа школьного здравоохранения - это программа школьного здравоохранения в рамках Национальной миссии сельского здравоохранения, которая была необходима и запущена для реализации концепции Национальной миссии сельского здравоохранения по обеспечению эффективного медицинского обслуживания населения по всей стране. Она также направлена на эффективную интеграцию проблем здравоохранения посредством децентрализованного управления на уровне района с такими определяющими здоровье факторами, как санитария, гигиена, питание, безопасная питьевая вода, гендерные и социальные проблемы. Программа школьного здравоохранения предполагает охватить 12 88 750 государственных и частных школ, в которых обучается около 22 крор учащихся по всей Индии. [18]

Необходимость и важность программ по охране здоровья зубов в школах

По состоянию на 21/12/2013 население Индии составляет 1 270 272 105 (1,237 миллиарда) человек. При этом 40 % школьников страдают заболеваниями полости рта. [19]

По данным Всемирной организации здравоохранения, у этой целевой группы населения отмечается широкий спектр заболеваний полости рта, о которых говорится ниже.[20]

Кариес

Во всем мире 60-90% школьников имеют кариес, который часто приводит к боли и дискомфорту.

Заболевания пародонта

Тяжелые заболевания пародонта (десен), которые могут привести к потере зубов, встречаются у 15-20% школьников.

Оро-дентальная травма

Во всем мире 16-40% детей в возрасте от 6 до 12 лет получают травмы зубов из-за небезопасных игровых площадок, небезопасных школ, дорожных аварий или насилия.

Noma

Нома - это гангренозное поражение, от которого страдают маленькие дети, живущие в условиях крайней бедности, в основном в Африке и Азии. Поражение представляет собой тяжелое заболевание десен с последующим некрозом (преждевременная гибель клеток в живой ткани) губ и подбородка. Многие дети, пораженные номой, страдают от других инфекций, таких как корь и ВИЧ. Без какого-либо лечения около 90 % таких детей умирают.

Расщелина губы и нёба

Такие врожденные дефекты, как расщелина губы и нёба, встречаются примерно в одном случае на 500-700 всех родов. Этот показатель существенно варьируется в различных этнических группах и географических районах.[19]

Малокклюзия [21]

Малокклюзия - это любая степень неправильного контакта зубов верхней челюсти с зубами нижней челюсти вашего ребенка. Сюда относятся перекус, недокус и перекрестный прикус, а также скученность зубов.

Хотя около 90 процентов детей школьного возраста имеют ту или иную степень неправильного прикуса, лишь 10-15 процентов из них страдают тяжелой формой неправильного прикуса, требующей лечения. Большинство детей обращаются за лечением неправильного прикуса по косметическим, а не медицинским причинам.

Предраковые поражения [22, 23]

В Индии от 30 до 40 % всех зарегистрированных случаев рака составляют раковые заболевания полости рта, что является удивительно высокой распространенностью и тесно связано с несколькими формами курения и жевания табака. Анализ 986 школьников в сельской местности Центральной Индии показал наличие лейкоплакии, эритроплакии и фиброза слизистой оболочки, среднего ромбовидного глоссита, кандидоза и лихеноидного лишая. Данные о раннем начале привычки к бездымному табаку и сообщения об увеличении распространенности предраковых заболеваний полости рта среди детей вызывают серьезные опасения относительно надвигающейся эпидемии рака полости рта в этой популяции. Возрастная заболеваемость раком полости рта в Индии снижается и значительно ниже, чем в других странах мира.[23]

Необходимость в программе также обусловлена тем, что школьные годы охватывают период от детства до подросткового возраста. Это важный этап в жизни человека, когда формируются устойчивые модели поведения, связанные с охраной здоровья полости рта, а также убеждения и установки на всю жизнь. Кроме того, у детей формируются личные навыки, позволяющие им принимать здоровые решения и вести здоровый образ жизни.

Школы могут обеспечить благоприятную среду для укрепления здоровья полости рта. Например, для чистки зубов в школах необходимо обеспечить безопасную воду и санитарные условия.

Очевидно, что профилактика лучше, чем лечение. Заболевания полости рта - одно из самых дорогостоящих заболеваний, связанных с поведением. Детские заболевания полости рта, если их не лечить, могут привести к необратимым повреждениям, боли, обезображиванию, более серьезным общим проблемам со здоровьем, потере школьного времени, низкой самооценке и плохому качеству жизни.[2]

Школы, способствующие укреплению здоровья

Глобальная инициатива ВОЗ в области школьного здравоохранения, начатая в 1995 году, направлена на мобилизацию и укрепление деятельности по укреплению здоровья и образованию на местном, национальном, региональном и глобальном уровнях. Инициатива направлена на улучшение здоровья учащихся, школьного персонала, семей и других членов общества через школы.

Цель Глобальной инициативы ВОЗ в области школьного здравоохранения - увеличить число школ, которые действительно можно назвать "школами, способствующими укреплению здоровья". Хотя определения могут варьироваться в зависимости от потребностей и обстоятельств, школу, пропагандирующую здоровье, можно охарактеризовать как школу, постоянно укрепляющую свой потенциал в качестве здоровой среды для жизни, учебы и работы.

Общее направление Глобальной инициативы ВОЗ в области школьного здравоохранения определяется Оттавской хартией по укреплению здоровья (1986), Джакартской декларацией четвертой

Международной конференции по укреплению здоровья (1997) и рекомендацией Экспертного комитета ВОЗ по комплексному школьному санитарному просвещению и укреплению здоровья (1995). [24]

Школа, способствующая здоровью, может быть охарактеризована как школа, постоянно укрепляющая свой потенциал в качестве здоровой среды для жизни, учебы и работы.

Укрепляет здоровье и обучение, используя все имеющиеся в его распоряжении меры. Привлекает работников здравоохранения и образования, учителей, учащихся, родителей и лидеров общин к работе по укреплению здоровья.

- Стремится обеспечить здоровую окружающую среду, школьное санитарное просвещение и школьные медицинские услуги, а также школьные общественные проекты и информационно-просветительскую работу, программы по укреплению здоровья для начала обучения: программы питания и безопасности продуктов, возможности для занятий физкультурой и отдыха, а также программы консультирования, социальной поддержки и укрепления психического здоровья.

- Внедряет политику, практику и другие меры, которые уважают самооценку человека, предоставляют множество возможностей для достижения успеха и признают добрые усилия и намерения, а также личные достижения.
- Стремится улучшить здоровье школьного персонала, семей и членов общины, а также учащихся; работает с лидерами общины, чтобы помочь им понять, как община вносит вклад в здоровье и образование. [2]

Школы оказывают огромное влияние на состояние здоровья молодых людей, и программы санитарного просвещения существуют в школах уже много лет. Отсутствие доказательств положительного долгосрочного воздействия этих программ привело к разработке нового подхода к укреплению здоровья в школах - Health Promoting Schools.

Это комплексный подход к школьному образованию, который включает в себя принципы Оттавской хартии и вызывает большой интерес и заинтересованность на международном, национальном и государственном уровнях. [25]

Концепция школы, способствующей укреплению здоровья, воплощает целостный, общешкольный подход к укреплению здоровья личности и общества. Одним из способов оказания помощи школам в укреплении здоровья считаются программы награждения здоровых школ, которых становится все больше. [26]

Сроки реализации

Европейская сеть школ, содействующих здоровью, возникла в 1992 году на семинаре 1980 года. Впоследствии, в 1995 году, началась Глобальная инициатива по школьному здравоохранению, а в 1996 году - Мегасеть стран по укреплению здоровья. Мегасеть охватывает 11 самых густонаселенных стран и способствует внедрению истинных принципов школ, содействующих здоровью, облегчая общение и распространяя результаты исследований по всем странам.

Сегодня школы, содействующие здоровью, существуют в 40 странах-членах Европейского региона ВОЗ, в 11 странах-членах Сети мега-стран (Бангладеш, Бразилия, Китай, Индия, Индонезия,

Япония, Мексика, Нигерия, Пакистан, Российская Федерация и США), по меньшей мере в 32 странах Африки и в ряде других стран мира, особенно в Западно-Тихоокеанском регионе ВОЗ и в регионе ВОЗ Северной и Южной Америки.

Оценка работы школы по укреплению здоровья

Программы были созданы во всех шести регионах, однако сети и ресурсы ограничены, за исключением Европейского региона ВОЗ.

Оценка инициатив "Школы, содействующие здоровью" указывает на ряд сильных и слабых сторон программ. В целом, к наиболее успешным и устойчивым программам относятся:

- Общая поддержка школы;
- Внешняя поддержка, например, со стороны местных властей, НПО и членов сообщества, а также многосекторальные партнерства;
- Долгосрочное планирование.

Некоторые из самых серьезных проблем, с которыми сталкиваются программы "Школа, содействующая здоровью", связаны с ненадежным финансированием и ресурсами, длительным периодом, необходимым для создания устойчивых изменений, и актуальностью подхода, поскольку каждая школа должна решать конкретные проблемы, чтобы программа "подходила". [27]

Элементы программ школьного стоматологического здоровья

1) Улучшение отношений между школой и обществом
2) Проведение стоматологических осмотров
3) Медицинское образование
4) Фтор
5) Стоматологическое обследование
6) Зубные герметики
7) Направление на лечение зубов
8) Последующий стоматологический контроль

1) Улучшение отношений между школой и обществом

- одним из первых шагов в организации программы стоматологического здоровья является создание общественного совета по стоматологическому здоровью. В нем должны быть широко представлены родители, учителя, работники здравоохранения, общественные лидеры, администрация школы и специалисты-стоматологи. Эти комитеты играют важную роль в улучшении отношений между школой и обществом и помогают людям осознать важность стоматологического здоровья и заботы школьной администрации о его укреплении. [5]

2) **Проведение стоматологических осмотров -** В ситуации, когда распространенность стоматологических заболеваний среди школьников составляет 95% и более, программа стоматологических осмотров становится предметом обсуждения.

Преимущества школьных стоматологических осмотров:

a) Она служит основой для школьного обучения стоматологической гигиене.

b) Это формирует у ребенка положительное отношение к стоматологу и уходу за зубами.

c) Ребенок мотивирован на поиск адекватной профессиональной помощи.

d) Преподаватели, студенты и стоматологи, занимающиеся вопросами здоровья зубов, могут использовать стоматологический осмотр в качестве фактологического исследования.

e) Предоставляет информацию о состоянии стоматологических потребностей для планирования рациональной программы стоматологического здоровья. [5]

3) **Медицинское образование** - все дети получают медицинское образование. Предоставляется практическая информация, способствующая здоровому поведению. Некоторые особенности образования включают:

- Грант на приобретение учебных пособий и материалов.
- **Печатная учебная программа**: Комплексный и последовательный учебный план, согласованный с результатами обучения в штате Мэн.
- Учебные пособия, такие как плакаты, видеопамфлеты, модели и обучающие трубки, а также техническая помощь со стороны программы по охране здоровья полости рта. [1]

4) **Фтор** - Департамент здравоохранения поддерживает

использование фтора в качестве доказательной практики для профилактики кариеса. Уровень фтора в нашей водопроводной воде в настоящее время не соответствует уровню, полезному для снижения кариеса. В населенных пунктах, где вода не фторирована, используются программы фторсодержащих таблеток, чтобы дети могли получить пользу от использования фтора.[28] Еженедельные фторсодержащие полоскания даются детям с разрешения родителей. Ополаскиватель полощут в течение одной минуты и выплевывают. Он укрепляет и защищает уже имеющиеся во рту зубы.

Школьные программы фтористого полоскания рта уже много лет используются в качестве стратегии профилактики кариеса в обществе. Фтористые полоскания рта с концентрацией фторида натрия 0,2 процента назначаются для еженедельных школьных программ фтористого полоскания. Другие ингредиенты могут включать сахарин, сорбат калия, очищенную воду, ароматизатор, лимонную кислоту и красители. Фторсодержащие ополаскиватели для полости рта одобрены в качестве средства профилактики кариеса Управлением по контролю качества пищевых продуктов и лекарственных препаратов, Центром по контролю заболеваний и Американской стоматологической ассоциацией.[29]

Фторсодержащие ополаскиватели для полости рта действуют так же, как и другие фториды местного действия, повышая концентрацию фтора в слюне, зубном налете и эмали. Современные лабораторные и эпидемиологические данные указывают на то, что преимущественное действие фтора проявляется в постпрорезывательный период и зависит от регулярного поступления фтора в организм.[30]

Использование фторсодержащих ополаскивателей для полости рта детьми в возрасте шести лет и старше не подвергает их риску развития флюороза эмали. К шести годам большинство детей

можно прополоскать и сплюнуть, практически не проглатывая, что делает полоскание хорошим методом для

фторид местного применения. Фторсодержащие ополаскиватели не рекомендуются детям младше шести лет, поскольку некоторые малыши могут проглотить ополаскиватель, а не выплюнуть его.[29]

5) Стоматологический скрининг - стоматологический скрининг проводится каждой финансируемой школьной программой по гигиене полости рта не реже одного раза в течение каждого пятилетнего грантового цикла. Стоматологические скрининги помогают выявить детей, нуждающихся в стоматологической помощи.

6) Зубные герметики - установка герметиков для ямок и фиссур идеально подходит для школьной программы. Установка герметиков в сочетании с последующим применением фторида (в дополнение к программе фтористого полоскания рта или фтористых таблеток в классе) помогает обеспечить постоянную защиту всего зуба. [5]

Герметики действуют как физический барьер, препятствуя проникновению бактерий, вызывающих кариес, в труднодоступные глубокие борозды, где возникает 90 % всех случаев кариеса у детей школьного возраста. Чаще всего зубные герметики устанавливаются на постоянные первые и вторые моляры вскоре после прорезывания, поскольку эти зубы подвержены наибольшему риску развития кариеса.

Применение зубных герметиков оказалось безопасным и эффективным средством профилактики кариеса (разрушения зубов), а также реминерализации или остановки прогрессирования ранних кариозных поражений. По имеющимся данным, герметики на 100% эффективны до тех пор, пока они полностью сохраняются на зубах. Есть два важных фактора, которые влияют на сохранение герметика. Первый - это использование соответствующего материала для герметика.

Герметики на основе смолы являются первым выбором материала для зубных герметиков из-за их высокой ретенции; поэтому все школьные программы должны использовать герметики на основе смолы. Второй фактор, влияющий на ретенцию, - это способность сохранять зуб сухим во время установки герметика. Оценить этот фактор сложнее, поскольку он зависит от многих факторов, включая квалификацию оператора, процедуры и оборудование, а также сотрудничество ребенка. Следует ожидать, что школьные программы герметизации будут поддерживать уровень ретенции более 80 % установленных герметиков. [31]

План действий для программы стоматологического здоровья зависит от обстоятельств или в соответствии с требованиями. Например, в школах, где в водопроводе не хватает фтора, идеальный профилактический компонент программы стоматологического здоровья должен включать:

- Проект фторирования школьной воды;
- Программа контроля углеводов;
- Чистка зубов под наблюдением учеников;
- Программа стоматологического обследования;
- Программа местного применения фтора

В школах, где вода содержит достаточное количество фтора, идеальная профилактическая стоматологическая программа должна включать в себя:

Программа контроля углеводов;
- Чистка зубов под наблюдением учеников;
- Программа стоматологического обследования;

7) Направление на лечение зубов - в некоторых школах стоматологическая помощь оказывается в самой школе. Во многих школах, где нет средств на такую программу, дети вынуждены обращаться к стоматологу по своему выбору для лечения зубов. Зубная боль никогда не должна лечиться в школе! Если школьная медсестра положит в полость ребенка вату, смоченную эвгенолом, и снимет боль, родители не увидят, что ребенку больно, и сделают вывод, что школа позаботилась о зубной проблеме. Они не понимают, что такое экстренное лечение не является лечением. Большинство школьных законов требуют, чтобы родители были письменно уведомлены об устранимых дефектах. [5]

Бланк направления -

Программа, которая доказала свою эффективность во многих школах, - это обязательное направление детей к семейным стоматологам. В рамках этой программы всем детям выдаются карточки-направления, которые они должны взять домой и впоследствии отнести стоматологу, который подписывает их по завершении осмотра, лечения или того и другого. Подписанные карточки возвращаются школьной медсестре или классному руководителю, который играет важную роль в последующей работе с ребенком и родителями.

8) Последующие действия по результатам стоматологического осмотра:

Просто выдача детям направлений на обследование после осмотра зубов будет малоэффективной, если не принять меры, чтобы дать понять, что школа заинтересована в исправлении дефектов. Для этого необходима хорошая система контроля. За это должен отвечать один человек в каждой школе, поскольку то, что является делом каждого, вскоре становится делом никого. Гигиенист-стоматолог - логичный человек для проведения таких последующих осмотров. Эту работу могут выполнять и классные руководители, но важно, чтобы кто-то из школьной службы здравоохранения координировал усилия различных учителей и устанавливал дополнительные контакты с родителями детей. [5]

Цель школьных программ по охране здоровья зубов

Стоматология общественного здоровья - это область стоматологии, которая занимается укреплением здоровья полости рта, а также профилактикой и контролем стоматологических заболеваний. Американская ассоциация стоматологии общественного здоровья выделяет несколько способов, с помощью которых стоматологи общественного здоровья могут укреплять здоровье полости рта: оценка потребностей общества в здоровье полости рта, разработка и реализация политики в области здоровья полости рта, а также предоставление программ и услуг, направленных на решение проблем здоровья полости рта.

Почти все заболевания полости рта можно предотвратить, однако такие заболевания, как кариес, остаются наиболее распространенным хроническим заболеванием детей в возрасте от пяти до 17 лет в США и во всем мире. Учитывая растущую связь между здоровьем полости рта и системным здоровьем, для стоматологов общественного здравоохранения становится все более важным просвещать население по вопросам здоровья полости рта. [32]

Американская стоматологическая ассоциация в своем документе "Цели программы стоматологического здоровья населения" ставит следующие задачи перед школьными стоматологическими службами:

(1) Помочь каждому школьнику осознать важность здоровой полости рта.

(2) Помочь каждому школьнику понять, как здоровье зубов связано с общим состоянием здоровья и внешним видом.

(3) Поощрять соблюдение правил гигиены полости рта, включая

личный уход, профессиональный уход, правильное питание и

гигиену полости рта.

(4) Заручиться помощью всех групп и организаций, заинтересованных в укреплении здоровья школьников.

(5) Соотнести мероприятия по охране здоровья зубов с общей программой школьного здравоохранения.

(6) Стимулировать развитие ресурсов, чтобы сделать стоматологическую помощь доступной для всех детей.

(7) Стимулировать стоматологов к оказанию адекватных медицинских услуг для дети. [5]

Цель школьных программ по охране здоровья зубов:

- ➢ Увеличить долю детей, ежегодно пользующихся услугами системы охраны здоровья полости рта.
- ➢ Увеличить долю школьных медицинских центров с компонентом гигиены полости рта.

➢ Увеличить долю детей и подростков с низким уровнем дохода, ежегодно получающих профилактические стоматологические услуги.

➢ Снизить распространенность среди детей и подростков нелеченого кариеса.

➢ Снизить долю детей и подростков с кариесом коренных и постоянных зубов.[1]

Цели Глобальной программы ВОЗ по охране здоровья полости рта, одной из технических программ Департамента хронических заболеваний и укрепления здоровья (ДХЗ), были переориентированы в соответствии с новой стратегией профилактики заболеваний и укрепления здоровья. Большее внимание уделяется разработке глобальной политики в области укрепления здоровья полости рта и профилактики заболеваний полости рта, которая более эффективно координируется с другими приоритетными программами Департамента хронических заболеваний и укрепления здоровья и другими кластерами, а также с внешними партнерами.

В основе проводимой работы лежат несколько принципов. Программа ВОЗ по охране здоровья полости рта работает над формированием политики в области охраны здоровья полости рта, направленной на эффективный контроль рисков для здоровья полости рта, на основе подхода, основанного на общих факторах риска. Основное внимание уделяется модифицируемым рискованным моделям поведения, связанным с диетой, питанием, употреблением табака и чрезмерным потреблением алкоголя, а также гигиеной.

Программа стимулирует разработку и реализацию ориентированных на сообщества демонстрационных проектов по укреплению здоровья полости рта и профилактике заболеваний полости рта с акцентом на неблагополучные и бедные группы населения в развитых и развивающихся странах. [33]

Целью программы стоматологического здоровья является формирование у населения привычек по уходу за полостью рта, чтобы зубы, полость рта и челюсти сохранялись и функционировали на протяжении всей жизни.

Таким образом, цели включают в себя аспекты

поведения, системы ухода и здоровья. Для достижения целей используются такие средства, как укрепление здоровья, профилактика, регулярные осмотры и стоматологическое лечение заболеваний полости рта. Большое значение придается также индивидуальным потребностям и контактам с ключевыми лицами, связанными с уходом за детьми. [3]

Политика школьной стоматологии

В школьной системе должен быть назначен стоматолог в качестве консультанта. Одним из первых мероприятий консультанта должно быть создание школьной политики стоматологического здоровья. В большинстве школ есть школьная политика здравоохранения, но лишь в немногих из них прописана конкретная политика стоматологического здоровья. Стоматологическая политика, изложенная в большинстве школьных программ по охране здоровья зубов, является сжатой и краткой и не учитывает многие важные аспекты школьных программ по охране здоровья зубов.

Ниже приведены примеры предметов, которые следует рассматривать как здоровье зубов

- Необходимо разработать программу личного обследования. Лучше всего это может сделать семейный стоматолог. Такая программа поможет обеспечить раннее начало периодического ухода за зубами.
- Отчет о состоянии здоровья зубов должен храниться

вместе с общей медицинской картой каждого ребенка-пациента.

- Периодические стоматологические осмотры должны поощряться школой с помощью программы обучения родителей и ребенка.
- Стоматология и администрация школы должны разработать правила действий в чрезвычайных стоматологических ситуациях, возникающих во время внеклассных мероприятий.
- Представитель местного стоматологического общества должен быть назначен консультантом школьной программы стоматологического здоровья.
- Следует рассмотреть возможность предоставления учащимся времени в учебное время для посещения стоматолога, особенно если другое время не предусмотрено.
- Необходимо настоятельно рекомендовать школам отказаться от продажи конфет и подслащенных напитков в школе. Стоматологическое общество должно содействовать созданию программы

школьного питания, способствующей удовлетворению потребностей ребенка в питательных веществах.

- Стоматологические общества должны сотрудничать со школами, предлагая спортсменам программу по использованию защитных средств для полости рта.
- Стоматологические учреждения должны сотрудничать с другими общественными организациями в таких областях, как поддержка программы фторирования, поощрение местного применения фтора в сельских районах, где нет возможности фторировать воду, и разработка политики по оказанию стоматологической помощи детям из малообеспеченных семей и детям-инвалидам.
- В сельских районах, где фторирование системы невозможно, можно фторировать школьные водопроводы. Оптимальный уровень - четыре-пять раз для фторирования воды в районе.

- Местное стоматологическое общество должно

разработать конкретную оперативную политику. Они могут включать программы чистки зубов, стоматологического осмотра и направления к специалистам. Эти программы ценны тем, что позволяют оценить потребности и проблемы группы, облегчают планирование сообществом работы по удовлетворению этих потребностей и предоставляют базовые данные, необходимые для оценки программы стоматологического здоровья. [5]

Примеры политики школьного здравоохранения, связанной с гигиеной полости рта [1,34]

1) Здоровая школьная среда

- Безопасные и хорошо спроектированные школьные здания и игровые площадки для профилактики травм и предотвращения "синдрома больного здания"
- Запрещено курить на территории школы
- Фторирование
- Запрет на продажу вредных продуктов и веществ вблизи школы

- Безопасная вода и хорошие санитарные условия
- Заботливая и уважительная психосоциальная среда

2) Здоровое питание

- В школьной столовой должны быть доступны здоровые продукты питания
- В школьной столовой подают только питательные блюда
- Пропаганда фруктов и овощей 5 раз в день
- Фонтанчики с питьевой водой по всей школе
- Обучение поваров и провизоров
- Оценка пищевого статуса

3) Без сахара

- Запрет на употребление сладких продуктов и напитков на территории школы

4) Без алкоголя

- Запрет на употребление алкоголя на территории школы

5) **Не курить**

- Запрет на курение на территории школы
- Услуги по отказу от курения и консультирование

6) **Обучение по вопросам здоровья полости рта**

- Обучение гигиене полости рта должно стать частью всех предметов школьной программы
- Ежедневные тренировки по чистке зубов под наблюдением врача
- Обучение родителей правильной гигиене полости рта
- Обучение персонала школы

7) **Услуги по охране здоровья полости рта**

- Работа в тесном контакте с центральными или местными поставщиками услуг по охране здоровья полости рта
- Решение неотложных стоматологических проблем
- Мониторинг жалоб и прогулов, связанных с гигиеной

полости рта

- Обучение персонала школы

8) Травма полости рта

- Предотвращение несчастных случаев
- Четкий протокол жизненно важных действий, которые необходимо предпринять без промедления
- Мониторинг частоты травм полости рта

9) Физические упражнения

- Обязательство по обеспечению безопасных условий для тренировок в спорте
- Физические упражнения и физическое воспитание являются обязательной частью школьной программы
- Протокол, посвященный безопасным видам спорта, например, использованию капп

Скоординированная политика в области школьного питания, особенно как часть общей политики в области школьного здравоохранения, гарантирует, что учащиеся будут получать информацию о питании, которая будет распространяться по всей школьной среде.

Например, такая политика будет касаться уроков по изучению питания, школьных обедов и завтраков, закусок и вечеринок в классе, использования еды для поощрения или поддержания дисциплины, а также еды, продаваемой в торговых автоматах, в школьных магазинах, закусочных, на спортивных мероприятиях и специальных акциях, а также в рамках сбора средств. Школьная среда может оказывать сильное влияние на отношение, предпочтения и поведение учащихся, связанные с едой. [35]

Кафедра политики и эпидемиологии здоровья полости рта занимается подготовкой врачей-стоматологов в области общественного здравоохранения, которые будут (а) руководить междисциплинарными группами при проведении исследований факторов риска заболеваний полости рта и их связи с системными заболеваниями, (б) использовать исследовательские методы для изучения результатов стоматологических услуг в области здравоохранения, и (в) станут лидерами в области национального и международного здравоохранения полости рта.[36]

Этапы планирования школьной программы стоматологического здоровья

Этапы планирования школьной стоматологической помощи

Программы включают:

1) Привлечение школьной команды здравоохранения и общественного консультативного комитета
2) Проведение ситуационного анализа
3) Получение источника данных
4) Установление обязательств и политики
5) Установление благоприятной школьной политики
6) Заручиться поддержкой и поддержкой родителей
7) Постановка целей и задач

1) Создание школьной группы здоровья / общественного консультативного комитета

Школьная команда здоровья - школьная команда здоровья - это сформированная группа людей, которые обязуются работать вместе для укрепления здоровья всех людей, работающих и обучающихся в школе.

В идеале в школьной команде здоровья должно быть от 8 до 14 человек. Команда отвечает за управление, координацию и мониторинг политики и плана действий по укреплению здоровья, а также за установление связей с районными работниками образования, местными чиновниками здравоохранения и сотрудниками министерства.

Консультативный комитет сообщества -

Общественный консультативный комитет состоит из членов или лидеров общества, которые лучше всего могут консультировать и оказывать поддержку школе.

Члены общины способствуют установлению хороших отношений между школой и обществом в целом, что усиливает воздействие мероприятий по укреплению здоровья полости рта.

2) **Анализ ситуации**

Цель ситуационного анализа - оценить потребности, ресурсы и условия, которые необходимы для планирования и развития школы, способствующей укреплению здоровья. Необходимая информация включает...

- Текущее состояние здоровья и состояние полости рта у детей.
- Поведение и другие ключевые факторы, связанные со здоровьем и заболеваниями полости рта.
- Убеждения, знания, отношение и поведение в отношении здоровья полости рта.
- Существующие программы и мероприятия в школе и местном сообществе.
- Доступные ресурсы в школе и обществе.

3) **Источник данных**

- Школьные записи, наблюдения, сотрудники школы, родители и местные организации.
- Данные из органов здравоохранения; контрольный список услуг, доступных в школе, а также виды и частота занятий.

- Выборочный опрос членов общины; обсуждение в фокус-группе с лидерами общины
- Наблюдения, структурированные анкеты или контрольные списки, виды и качество еды и напитков в столовой / передвижном закусочном магазине и торговых автоматах на территории школы.

4) обязательства и политика

Обязательным условием является приверженность и поддержка соответствующих государственных ведомств, особенно органов здравоохранения и образования. Успех мероприятий по укреплению здоровья полости рта также зависит от преданности и вовлеченности учащихся, родителей, учителей и общественности.

5) Поддерживающая политика школы

Поддерживающая школьная политика - важнейший компонент школы, способствующей укреплению здоровья. Политика должна быть кратким и простым документом, обеспечивающим поддержку, в котором подробно изложены обоснование, цели и рекомендации по разработке, реализации и оценке мероприятий по укреплению здоровья полости рта в школе.

6) **Поддержка и приверженность родителей**

Родители оказывают непосредственное влияние на здоровье полости рта своих детей, создавая дома благоприятную обстановку для здоровья полости рта. Через первичную социализацию они передают нормы и служат примером для подражания. Их вклад в наблюдение за гигиеной полости рта и питанием детей в домашних условиях имеет первостепенное значение.

Родительская поддержка может быть мобилизована через КТМ, школьный совет и, при необходимости, специальное собрание в школе.

8) **Постановка целей и задач**

- Обеспечить физическую, организационную и психосоциальную школьную среду, способствующую здоровью полости рта учащихся, учителей и школьного персонала, а также семей и общества.

- Снизить факторы риска, связанные со здоровьем полости рта

Улучшить знания и отношение к здоровью полости рта.

Для развития навыков и поведения, способствующих хорошему состоянию полости рта, комплексные школьные программы должны включать:

- Здоровая школьная среда
- Школьное санитарное просвещение
- Школьные медицинские услуги
- Питание и продовольственные услуги
- Физическая культура и спорт
- Психическое здоровье и благополучие
- Укрепление здоровья школьного персонала
- Взаимоотношения и сотрудничество школьного сообщества

Типы программ школьной стоматологической гигиены

1) Узнайте о здоровье полости рта
2) Save Our Smiles (программа скрининга и герметизации)
3) Программа "Зуб даю" 1
4) Программа "Зуб даю" 2
5) Программа Tetra
6) Программа охраны здоровья зубов детей Юкона
7) Асковское стоматологическое образование
8) Программа по охране здоровья полости рта в школах штата Мэн
9) Программа "Помощник стоматолога" на Аляске
10) Программа общественного стоматологического здравоохранения штата Северная Каролина

Узнайте о здоровье полости рта

Разработка

Она была разработана ADA и ее консультантом в ответ на просьбу палаты делегатов ADA в 1971 году. Это была комплексная программа, охватывающая дошкольные учреждения, начальную и среднюю школу. Целью программы было развитие знаний, навыков и установок, необходимых для профилактики стоматологических заболеваний, с приоритетом на развитие знаний и навыков эффективного контроля зубного налета.

Реализация

Программа была реализована на пяти уровнях с основным материалом для учителей, чтобы адаптировать его к потребностям учеников: дошкольный уровень, уровень 1 (K-3), уровень 2 (4-6), уровень 3 (7-9) и уровень 4 (10-12).

Оценка

Оценка эффективности проводится с помощью поведенческих целей с использованием предварительных и последующих тестов для всех уровней, кроме 1 и 2. Формальная оценка была проведена для уровня 3 (1974), уровня 2 (1974) и уровня 4 (1980).

Результаты на уровне 3 свидетельствуют о

том, что программа ADA благоприятно повлияла на отношение и поведение в отношении гигиены полости рта, а на уровне 2 показали необходимость ориентации учителя на программу, чтобы повлиять на знания учащихся, а на уровне 4 программа ADA была признана эффективной в улучшении знаний учащихся средней школы о здоровье полости рта.[2]

Save Our Smiles (программа скрининга и герметизации) --

Save our smiles - это школьная программа по профилактике стоматологических заболеваний, которая предусматривает обучение в школе, скрининг и направление к специалистам. В определенных географических районах также проводятся еженедельные фторсодержащие полоскания рта и герметизация зубов.

Save our smiles обслуживает детей из страны Контра Коста с дошкольного возраста до 6-го класса, а также учащихся со специальным образованием. Предоставляемые услуги включают:

- Обучение учащихся начальной школы

стоматологическому здоровью, включая обучение чистке зубов
- Школьные стоматологические ярмарки
- Семинары для учителей и родителей
- Скрининг в школах
- Герметики
- Еженедельное полоскание рта фтором для населения

' зубные щетки, зубная паста и зубная нить для постоянной чистки зубов и зубной нити (как в классе, так и дома) [1]

Программа "Болтливый зуб 1".[1,37]

Программа "Дребезжащий зуб" была разработана в 1974-1976 гг. в рамках совместных усилий техасских профессиональных организаций по гигиене полости рта, Техасского агентства по образованию и Техасского департамента здравоохранения на средства гранта, предоставленного БЮРО стоматологического здоровья Министерством здравоохранения и социальных служб.

Программа предполагает обучение студентов в классе уходу за зубами с помощью чистки зубной нитью и правильного питания.

Материалы для занятий по учебной программе "Зубная трещотка" были разработаны таким образом, чтобы привить активный, юмористический и позитивный подход к обучению профилактическому уходу за зубами на благо всего человека.

Реализация

- В него входят более 16000 учеников от детского сада до средней школы и около 540 учителей по всему Техасу.
- Отдельные планы уроков были разработаны для каждого из девяти классов: детского сада, шести начальных классов, младшей школы и старшей школы.

Пакет с зубами [1]

Каждый пакет состоял из 10 уроков с инструкциями, пакета информации под названием "факты о людях и фактах о зубах", в котором давались инструкции по чистке зубов, использованию зубной нити, питанию и здоровью зубов в целом.

Оценка

Оценка проводилась на основе полевых испытаний.

Программа "Зуб даю" 2.[1,2]

В 1989 году Бюро стоматологического здоровья разработало новую программу tattle tooth 2, новое поколение для классов К-6, названную так потому, что персонажи иллюстраций для классов с детского сада по второй были из старой учебной программы.

Философия и цели

Основная цель программы - уменьшить количество стоматологических заболеваний и развить положительные привычки, которые сохранятся на всю жизнь.

Реализация программы

Департамент здравоохранения Техаса нанял гигиенистов для реализации программы. Гигиенистов попросили проинструктировать учителей, используя видеозаписи, предназначенные для обучения преподавателей. Были затронуты такие темы, как правильная чистка зубов и использование зубной нити, осознание важности безопасности, фактическая информация о стоматологических заболеваниях, их причинах и методах профилактики.

Комплект для учителя

В рамках подготовки учителей были подготовлены три видеокассеты. Они содержали уроки и инструкции для учителей, а также дополнительную справочную информацию для подготовки учителей к проведению уроков.

Стоимость программы

Оценочные расходы на одного ребенка составили 0,60 долл.

Оценка программы

В 1988 году Tattle 2 прошел формативную оценку преподавателей, в ходе которой был разработан опросник из 19 пунктов.

В 1989 году была проведена общенациональная итоговая

оценка учебной программы.

Тета-программа. [1,38]

Программа Teenage Health Education Teaching Assistants (THETA) была разработана службой общественного здравоохранения США, отделом стоматологии.

Цели

Дать детям знания и навыки, чтобы они начали свой путь к профилактической стоматологической практике на протяжении всей жизни.

Реализация

Квалифицированный стоматологический персонал был привлечен для обучения заинтересованных старшеклассников профилактической стоматологии для учеников начальной школы. Заинтересованным лицам были направлены рекомендации и руководство для учителей THETA.

Программа охраны здоровья зубов детей Юкона [39]

Программа детского стоматологического здоровья Юкона - это школьная программа, предоставляющая диагностические, профилактические и реставрационные стоматологические услуги учащимся, зачисленным в программу.

Детская стоматологическая программа Юкона предоставляет услуги детям Юкона, начиная с новорожденных и заканчивая 8 или 12 классом, в зависимости от места жительства ребенка. Стоматологические услуги предоставляются родителям или опекунам бесплатно. Расходы на услуги покрываются службой здравоохранения и социального обеспечения Юкона.

Дошкольная стоматологическая программа Юкона

- Предоставляет услуги детям от новорожденных до 5 лет.

Детская школьная стоматологическая программа Юкона

- предоставляет услуги детям, начиная с детского сада и заканчивая 8-м или 12-м классом, в зависимости от того, в какой общине живет ребенок.

Зачисление

Родители должны ежегодно заполнять форму Согласия на обследование. Дети имеют право на получение;

- Стоматологический осмотр

  Диагностические рентгеновские снимки (при необходимости)
- Обучение гигиене полости рта
- Чистка и/или удаление зубного камня
- Применение фтора
- Герметики

Экзамен

Первичный осмотр зубов проводит стоматолог, который также проводит повторный осмотр каждые два года.

Лечение

Если после стоматологического осмотра ребенку требуется стоматологическое лечение, ему будет отправлено домой согласие на лечение, чтобы проинформировать его о стоматологических потребностях и получить письменное согласие.

После этого ребенку назначается стоматологическое лечение, которое может включать в себя:

- Пломбирование (серебряная амальгама или белые композитные смолы)
- Коронки из нержавеющей стали (коренные зубы)
- Пульпотомия (коренные зубы)
- Экстракция при необходимости
- Экстренные стоматологические услуги

Родительские/опекунские собрания

Со стоматологом-терапевтом можно договориться о плановых встречах, чтобы обсудить проблемы детского стоматологического здоровья.

Асковское стоматологическое образование [40]

Асков - небольшая фермерская община в штате Миннесота. Первичное обследование, проведенное в 1943 и 1946 годах, показало очень высокий уровень заболеваемости кариесом.

Программа требует услуг и сотрудничества со многими учреждениями и отдельными лицами, помимо представителей стоматологической профессии.

В демонстрации были использованы все общепринятые методы профилактики кариеса, за исключением фторирования коммунальной воды.

Результаты стоматологических исследований были получены за 10-летний период, который включает в себя:

- Снижение кариеса в молочных зубах 3-5-летних детей на 28%.
- Снижение кариеса постоянных зубов у детей в возрасте от 6 до 12 лет на 34%.
- Снижение на 14% среди детей 13-14 лет.

Программа школьной гигиены полости рта в штате Мэн [1]

Описание

Кариес - самое распространенное хроническое заболевание детского возраста. Им страдают 85 % детей. Проблемы с зубами могут привести к неуспеваемости, нарушению речевого развития, отсутствию и/или неспособности сосредоточиться в школе и снижению самооценки.

Программа школьной гигиены полости рта предоставляет грантовое финансирование, обучение и техническую помощь государственным и частным начальным школам, имеющим право на участие в программе, и ориентирована на учащихся с К по 6 класс. Каждая программа разрабатывается на местном уровне с учетом потребностей отдельных учащихся.

Программа "Помощник стоматолога" на Аляске [41]

Консорциум здравоохранения коренных племен Аляски (ANTHC), основанный в 1997 году, - это некоммерческая организация, действующая на территории всего штата, которая предоставляет широкий спектр медицинских и общественных услуг для более чем 125 000 коренных жителей Аляски. Он является частью Системы здравоохранения племен Аляски, которая принадлежит и управляется 229 федерально признанными племенами Аляски и их соответствующими региональными организациями здравоохранения.

В соответствии с миссией организации "Предоставление высококачественных медицинских услуг в партнерстве с нашим народом и системой здравоохранения племен Аляски", а также в рамках реализации корпоративной концепции "Коренные жители Аляски - самые здоровые люди в мире", консорциум здравоохранения племен Аляски включил в свой стратегический план развитие программы "Помощник стоматолога" (DHA), чтобы обеспечить стоматологическими услугами наши сельские деревни и региональные центры, которые испытывают острую нехватку услуг.

Программа общественного стоматологического здравоохранения штата Северная Каролина [2,42]

Разработка

Северная Каролина имеет давнюю историю.

1991 - Опубликована и распространена по всей стране монография по обследованию состояния полости рта в школах Северной Каролины за 1986-1987 годы. Основные выводы включают: Кариес продолжает уменьшаться; 80 процентов кариеса заполнено; 85 процентов оставшегося кариеса приходится на ямки и трещины; герметики используются недостаточно; 80 процентов оставшегося кариеса приходится на 25 процентов детей Северной Каролины.

1993 -Началась инициатива по герметизации, состоящая из пяти частей с акцентом на: 1) Демонстрационные проекты по герметикам в школах 2) Выставки герметиков 3) Кампания в СМИ 4) Частно-государственные проекты по герметикам 5) Кампания "Спросите нас о герметиках" в местах покупки.

1994 - В рамках проекта ординатуры по стоматологии было проведено научное исследование по оценке эффективности программ фторирования школьной воды и фторсодержащих ополаскивателей для полости рта. [42]

1995 - В Северной Каролине прошел национальный симпозиум, посвященный актуальным вопросам действия, эффективности и использования фтора.

Были разработаны стандартизированные методы стоматологического скрининга для статистически достоверной оценки кариозных и пломбированных зубов в каждом округе.

1997 год - фторирование воды в последней крупной системе водоснабжения Северной Каролины, обслуживающей более 10 000 человек, в Хендерсонвилле.

2000 - В рамках партнерства с медицинскими работниками "В уста младенцев" (IMB) начато предоставление услуг по профилактике заболеваний полости рта, в том числе фторсодержащих лаков, для младенцев и детей младшего возраста по программе Medicaid.

2001 - Средства гранта Национального института стоматологических и черепно-лицевых исследований (NIDCR) были использованы для оценки эффективности фторсодержащего лака в рамках программы "Умные улыбки".[42]

2002 - В связи с нехваткой бюджетных средств и отсутствием текущих данных об эффективности, программа школьного фтористого полоскания рта прекращена. Теперь больше внимания уделяется герметикам для профилактики кариеса у детей школьного возраста.

2007 - На основании данных, полученных в ходе обследования состояния зубов в штате Северная Каролина в 2003-2004 годах, Секция здоровья полости рта возобновила программу фторсодержащих ополаскивателей для полости рта в начальных школах с наиболее высоким уровнем заболеваемости зубов.

2010 - Отчет Консультативной группы по стоматологии специального ухода был представлен Целевой группе общественного здравоохранения Северной Каролины, Комиссии по изучению общественного здравоохранения Северной Каролины и Комиссии Северной Каролины: Отчет Консультативной группы по стоматологии специального ухода был представлен Целевой группе по общественному здравоохранению Северной Каролины, Комиссии по изучению общественного здравоохранения Северной Каролины и Комиссии по вопросам старения Северной Каролины.

В некоторых развивающихся странах оказание неотложной помощи, удаление зубов и реставрационное лечение могут оказаться очень важными.

Предоставляются следующие услуги:

- Скрининг
- Стоматологический осмотр
- Направление
- Питание и продовольственные услуги Программа школьных обедов

' Физические упражнения [2]

Преимущества и недостатки школьных стоматологических клиник

У школьных стоматологических клиник есть как преимущества, так и недостатки. Но преимуществ больше.

В школьных стоматологических клиниках значительно уменьшается количество таких факторов, как транспортные проблемы, доступность родителей и пропуски приемов. Это имеет большое значение для общественного здоровья полости рта детей в районах с недостаточным уровнем обслуживания. Школы являются естественным местом для оказания профилактической и оперативной стоматологической помощи. [43]

Школьные центры здоровья избавляют родителей от необходимости отрываться от работы, а благодаря наличию бесплатных запасов часто назначаемых лекарств они также экономят деньги и время, обычно теряемые на походы в аптеку. Исследования показывают, что наличие школьного медицинского центра также способствует повышению посещаемости, снижению уровня отсева и улучшению поведения в классе.[44]

Преимущества школьных стоматологических клиник:

1. Школьные стоматологические клиники могут предоставить комплексную стоматологическую помощь, включая профилактические меры, школьникам, где они собираются по причинам, не связанным со стоматологией, в максимально возможном количестве. Это особенно выгодно в районах, лишенных стоматологов. Сочетание образовательных и медицинских учреждений разумно как с идеологической, так и с логистической точки зрения. Этот метод позволяет добиться более высокого уровня использования стоматологических услуг, чем любой другой.

2. Школьные стоматологические клиники представляют меньшую угрозу для детей, чем частные кабинеты, поскольку дети находятся в знакомой обстановке. Кроме того, ежедневный контакт детей со стоматологическим персоналом в других ролях, например, участие вместе с учителями в различных школьных мероприятиях, может

оказать долгосрочное влияние на их отношение к стоматологии в целом.

[3]. Расположение стоматологических клиник в школьных помещениях благоприятствует обучению стоматологии. Члены стоматологической бригады могут легко проводить занятия в классе, а затем подкреплять свои слова индивидуальными инструкциями у кресла. [5]

4. Предоставляя определенные базовые стоматологические услуги за государственный счет, люди с низким уровнем дохода с большей вероятностью смогут позволить себе частную стоматологическую помощь специализированного характера, когда это будет необходимо. Ценность государственной помощи наиболее велика в начальных классах школы и должна уступить место механизму, с помощью которого пациенты могут быть переведены к частным стоматологам в подростковом возрасте для всех этапов стоматологической помощи.

5. Из-за простоты проведения регулярного

стоматологического осмотра целых групп учащихся спрос на стоматологическую помощь в школьной клинике обычно превышает ее возможности. Такой спрос обычно способствует увеличению числа обращений к частнопрактикующим врачам.

6. Школьные стоматологические клиники - идеальное место для использования вспомогательного стоматологического персонала с расширенными обязанностями, терапевтов или стоматологических медсестер. Вспомогательные работники последних типов испытывают повышенную удовлетворенность работой, что способствует росту их карьеры. [5]

7. Школьные стоматологические клиники предоставляют возможность частичной или полной занятости для стоматологов разного возраста. Молодой стоматолог может найти такую работу хорошим способом начать карьеру. Стоматологи постарше могут быть рады поддерживать связь с такими клиниками в качестве

смены лица после частной практики. В обоих случаях, направление из школьной службы в частную практику может оказаться преимуществом для частного стоматолога.

8. Школьные стоматологические клиники могут снизить стоимость стоматологической помощи за счет контроля над капитальными затратами, поскольку государственные службы имеют групповую покупательную способность и не так остро реагируют на конкуренцию стилей, как в частной практике.

9. Школьные стоматологические клиники в целом способствуют проведению экспертной оценки, как на неформальном уровне, так и при официальном учреждении в рамках государственной службы.

10. Школьные стоматологические клиники и другие стоматологические клиники, если они связаны с медицинскими клиниками, могут способствовать проведению ценных консультаций по медико-стоматологическим проблемам. Дети получают лечение

в легкодоступном месте. [5]

Другие преимущества:.

- Устранение транспортных проблем
- Дети меньше пропускают занятия в школе
- Работающие родители с низким доходом пропускают меньше работы
- Уход осуществляется в привычном и удобном для детей месте
- Обстановка лечения, как правило, учитывает культурные особенности
- Есть возможность для позитивного подражания сверстникам
- Отсутствующего ученика можно легко заменить в расписании
- Поддержка школьной администрации и индивидуальные знания детей способствуют успеху программы
- Портативное оборудование можно использовать

на разных объектах

' Школьные программы могут быть связаны с общественными центрами здоровья, частными стоматологическими кабинетами и учреждениями социальной сети [45]

Недостатки школьных стоматологических клиник:

1. Клиники с одним креслом, обычно встречающиеся в старых школьных стоматологических программах, оказались недостаточными.
2. Короткие школьные часы и длинные школьные каникулы затрудняют полную занятость персонала в Соединенных Штатах, хотя Австралия сообщает, что такой проблемы нет. [5]
3. Родители мало общаются с родителями, чтобы обсудить с ними формирование у детей правильного поведения в отношении здоровья полости рта.
4. Когда в школе работают специалисты по программам гигиены полости рта, учебный день нарушается.
5. Оказание комплексной помощи в условиях школы может

вызывать споры.

6. Частные стоматологи в районе могут рассматривать школьную программу как конкурентную.⁴⁵

Некоторые школьные программы по охране здоровья полости рта в разных странах

1. Образовательная программа по гигиене полости рта для школьников в Мекке

2. Программа "Улыбающиеся школы" в Намибии

3. Программа школьного образования в области гигиены полости рта в Китае

4. Программа школьной гигиены полости рта в Кувейте

5. Программа школьной гигиены полости рта в Индии

Образовательная программа по гигиене полости рта для школьников в Мекке

В 2003 году в священном городе Мекка была начата программа по охране здоровья полости рта для школьников, организованная совместно специализированным стоматологическим центром больницы Alnoor и управлением образования города Мекка. Программа была рассчитана на школьников, посещающих третий и четвертый начальные классы (от 8 до 10 лет).

Дети и учительница получили информационные листы о здоровье полости рта, а также подарочный пакет, состоящий из зубной щетки, пасты и чашки.[1]

По окончании сеанса, который длится около 3 часов, детям и их учителям были вручены сертификаты, подписанные директором стоматологического центра.

В общей сложности около 350 школьников приняли участие в этой программе в 2003-2004 годах.

ПРОГРАММА "УЛЫБАЮЩИЕСЯ ШКОЛЫ" В НАМИБИИ

Программа финансировалась правительством Намибии и ВОЗ. Несмотря на то, что распространенность кариеса среди намибийских детей все еще низка, она быстро увеличивается с возрастом, особенно среди городского населения. Поэтому существует настоятельная необходимость повлиять на привычки населения, особенно детей, которые могут быть обучены правильным мерам по охране полости рта, что предотвратит возникновение кариеса и заболеваний десен.

Проект был реализован сначала в трех школах.

Зубные щетки были предоставлены школам и проданы детям. Зубная паста не использовалась во время чистки зубов в школе, но детям было рекомендовано использовать фторсодержащую зубную пасту дома. Два наблюдателя за здоровьем полости рта на класс были обучены, и сеансы чистки зубов проводились на переменах под их наблюдением шесть раз в месяц. В них участвовали 50-90 % детей. [1]

- В период с 1996 по 1998 год по всей стране было открыто 65 школ улыбок.
- Обучение прошли 19 фасилитаторов (региональный стоматолог и гигиенист полости рта) из 10 регионов.
- Обучение прошли 169 учителей, а программой было охвачено 51 038 детей начальной школы.
- Обучение прошли 36 медсестер из 8 регионов.

ШКОЛЬНАЯ ОБРАЗОВАТЕЛЬНАЯ ПРОГРАММА ПО ГИГИЕНЕ ПОЛОСТИ РТА В КИТАЕ

Комитет по охране здоровья полости рта провинции Хубэй совместно с университетом Копенгагена (Дания), сотрудничающим с ВОЗ, в 1998 году провели проекты в начальных школах города Ухань, Китай. [1]

ИСТОРИЯ ВОПРОСА И ОБОСНОВАНИЕ :

В Китае уделяется большое внимание обучению школьников гигиене полости рта. Общенациональная кампания **"LOVE TEETH DAY"** проводится ежегодно с 1989 года, и ее успех подчеркивает приверженность Китая делу укрепления здоровья полости рта. Содержание фтора в питьевой воде в этом районе было низким (0,2 промилле), а стоматологическую помощь можно было получить только в одной больнице.[1]

ПЛАН ПРОЕКТА :

Шесть начальных школ были выбраны случайным образом из этого района, три экспериментальные и три контрольные школы с трехлетним наблюдением.

Учителя прошли обучение по вопросам гигиены полости рта на семинарах, проводимых районными работниками образования и стоматологами.

Обучение гигиене полости рта в классе, акцент на диете и питании и интеграция гигиены полости рта в общие мероприятия по охране здоровья и школьному образованию. Ученики ежедневно проходили инструктаж по гигиене полости рта, который проводили учителя. Рекомендовалось чистить зубы дважды в день фторсодержащей зубной пастой.

Ежемесячное обучение гигиене полости рта было частью учебной программы.

Заключение

Программа оказала положительное влияние на поведение и образование в области гигиены полости рта, но не показала улучшения ситуации с кариесом.

Программа школьной гигиены полости рта в Кувейте [46]

Программа "Школьная гигиена полости рта", Кувейт, - это комплексная программа на базе школ, обеспечивающая обучение, профилактику и лечение заболеваний полости рта для почти 270 000 кувейтских школьников. Эта программа является совместным предприятием Министерства здравоохранения Кувейта и Исследовательского института Форсайта, Бостон, США. [46]

Эта программа была создана в 1982-83 гг. на пилотной основе и впоследствии расширена. Программа "Школьная гигиена полости рта" обеспечивает образование в области гигиены полости рта,

Профилактика и лечение почти 270 000 детей из государственных школ Кувейта. Услуги предоставляются через систему клиник в центрах и школах и профилактических мобильных бригад. Одним из последних достижений является эффективное использование портативных стоматологических установок для оказания профилактической помощи детям в школах без необходимости посещать стоматологические клиники. [47]

Профилактические процедуры, проводимые в рамках этой программы, включают нанесение фторсодержащего лака два раза в год и установку герметиков для ямок и фиссур на недавно прорезавшиеся постоянные моляры и премоляры. За последние годы программа "Школьная гигиена полости рта" расширила охват детей профилактическими процедурами до 80 %. Это привело к значительному снижению потребности в лечении, что видно по уменьшению количества композитных реставраций, выполненных в рамках этой программы за последние 6 лет.

История программы

Программа школьной гигиены полости рта, Кувейт, началась как пилотный проект в столичной мухафазе в 1983 году. На основе первоначального успеха программа была распространена на мухафазу Аль-Ахмади в 1986 году. В 1993-94 годах Министерство здравоохранения приняло решение распространить эту программу на все остальные мухафазы - Аль-Фарвания, Хавалли и Аль-Джахра.

В 2000 году программа школьной гигиены полости рта во всех мухафазах перешла под управление Министерства здравоохранения Кувейта и Института Форсайта. В 2004 году был открыт еще один филиал в новой мухафазе Мубарак Аль-Кабир. Таким образом, сегодня школьная программа по охране здоровья полости рта представлена во всех 6 мухафазах Кувейта.[47]

Оказание медицинской помощи

Сегодня программа "Школьная гигиена полости рта" отвечает за обучение, профилактику и лечение всех школьников в государственных школах Кувейта в возрасте от 6 до 16 лет, а воспитанники детских садов в возрасте 4-5 лет получают образование и первичную профилактическую помощь. Примерно 280 000 детей имеют право на получение медицинской помощи в рамках программы "Школьная гигиена полости рта".

Оказание помощи осуществляется через систему клиник в центрах и школах, а также выездных профилактических бригад, которые предоставляют профилактические услуги детям в школах, где нет стационарных стоматологических клиник.[48]

Поликлиники на базе центров есть в каждой мухафазе. Они представляют собой систему поликлиник и открыты в утренние и дневные часы. Количество стоматологических клиник в каждом центре варьируется от 8 до 15. В целом, в 6 центрах насчитывается 70 стоматологических клиник. Утром в клиниках проводятся профилактика, неотложная помощь, реставрационные процедуры и эндодонтическое лечение, а вечером основное внимание уделяется реставрационным процедурам.

Школьные клиники - это стоматологические клиники в начальной или средней школе. В рамках программы "Школьная гигиена полости рта" имеется 65 полностью оборудованных школьных клиник, каждая из которых управляется стоматологом и двумя ассистентами стоматолога. Мобильные профилактические клиники состоят из переносных стоматологических установок, которые перевозятся из одной школы в другую для оказания первичных профилактических услуг, нанесения фторсодержащего лака и герметизации фиссур.

Обучение гигиене полости рта

Ниже перечислены образовательные мероприятия:

- В течение каждого учебного года все школьники получают как минимум два урока по гигиене полости рта с чисткой зубов под наблюдением врача.

• Для родителей и будущих мам организуются занятия по гигиене полости рта. [48]

• Для учителей школ проводятся образовательные программы по стоматологическому здоровью.

• Образовательные команды программы "Школьная гигиена полости рта" участвуют в школьных мероприятиях.

• Педагогические команды участвуют в общественных мероприятиях в публичных местах.

• Ежегодно на санитарное просвещение тратится около 4 000 часов.

• Концентрированные усилия направлены на то, чтобы сделать медицинское образование необходимым.

• Группы санитарного просвещения тесно сотрудничают с группами профилактики.

• Каждый год департамент готовит новые учебные материалы.

• Мы стараемся донести наши сообщения до общественности с

помощью электронных писем и SMS.

Профилактика заболеваний полости рта

Ниже перечислены основные профилактические мероприятия, которые проводятся:

- Профилактические процедуры проводятся для всех детей с положительным согласием в течение года.

- Два раза в год всем детям наносится фторсодержащий лак.

- Проводится герметизация ямок и фиссур, направленная на недавно прорезавшиеся моляры и премоляры, включая ранние кариозные поражения.

- В течение учебного года практически все профилактические процедуры проводятся с детьми на территории школы

Услуги по лечению [49]

Ниже приводится протокол оказания медицинской помощи школьникам:

- Стоматологическое лечение предоставляется всем детям с положительным согласием.

- Дети получают общее детское стоматологическое лечение.

- Проводится экстренное лечение.

- Лечение проводится по квадрантам.

- Основное внимание уделяется первым постоянным молярам.

- Лечение проводится в центрах и школьных клиниках.

- Особое внимание уделяется соблюдению универсальных процедур инфекционного контроля [3], а также стоматологии с использованием четырех рук.[49]

Выводы и рекомендации

- Эффективная первичная профилактика - ключ к контролю над кариесом.

- В будущем программа "Школьная гигиена полости рта" сосредоточится на улучшении профилактического охвата.

- Систематическая профилактика в течение определенного времени принесет свои плоды, о чем свидетельствуют недавние наблюдения в Кувейте.

Программа школьной гигиены полости рта в Индии

Здоровье жизненно важно для общего благополучия, роста, развития, обучения, питания, общения и самоуважения для всех. Здоровье полости рта - одно из основных ожиданий всех индийцев.

Плохое состояние полости рта, нелеченые заболевания и состояния полости рта оказывают значительное влияние на качество жизни. Это затрагивает самые основные потребности человека, включая способность есть и пить, глотать, поддерживать правильное питание, улыбаться и общаться.

В Индии выявлены различия в состоянии здоровья полости рта: среди групп населения с низким уровнем дохода отмечается более высокий уровень заболеваемости, а доступ к медицинской помощи ограничен или отсутствует. Стоматолог Соотношение численности населения в сельской местности удручающе низкое: на 72 % сельского населения приходится менее 2 % стоматологов. Статистика показывает мрачную реальность: 95 % населения Индии страдает от заболеваний десен, только 50 % пользуются зубной щеткой и всего 2 % населения посещают стоматолога. Это послужило сигналом тревоги и необходимости разработки плана, который стал бы инструментом для постоянных усилий. Поэтому была начата Национальная программа по охране здоровья полости рта, направленная на точную оценку потребностей, мониторинг результатов, уменьшение неравенства, улучшение доступа к медицинской помощи и, в конечном счете, улучшение здоровья полости рта. [50]

Национальная программа по охране здоровья полости рта - инициатива Индийской стоматологической ассоциации (IDA) - подтверждает, что здоровье полости рта имеет важнейшее значение для общего здоровья и благополучия. В этой программе сформулирована цель IDA по достижению оптимального здоровья полости рта к 2020 году. Эта революционная программа направлена на борьбу с "тихой эпидемией заболеваний полости рта", которая направлена на :

- Профилактика заболеваний полости рта у школьников.
- Своевременное выявление и лечение заболеваний полости рта.

Национальная карта здоровья полости рта

Эта уникальная идентификационная карта - паспорт здоровья полости рта на всю жизнь. Хотя заболевания полости рта и зубов редко угрожают жизни, они влияют на ее качество. Стоматологические заболевания дорого лечить, но их легко предотвратить. Кроме того, проблемы с зубами могут вызывать сильную боль, потерю рабочего дня и заболеваемость. Национальная карта здоровья полости рта, первая в своем роде карта IDA, дает вам множество преимуществ для здоровья полости рта. Где бы вы ни находились, вы можете быть уверены в том, что вам обеспечен всесторонний уход за полостью рта. [50]

Представлены различные карты:

- **Карта здоровья полости рта у детей** - Цель - обеспечить оптимальное здоровье полости рта для будущих поколений. IDA признает, что дети, родители которых более склонны к кариесу или заболеваниям десен, также могут подвергаться повышенному риску. После обследования дети были разделены на три категории: с легким, умеренным и высоким риском. Стоматологические осмотры являются обязательными для улучшения здоровья полости рта, которое жизненно важно для общего здоровья.

- **Семейная карта здоровья полости рта** - учитывает все уникальные и особые потребности в здоровье полости рта всей семьи, от младенцев до взрослых. Карта позволяет семье отправиться в путешествие по здоровому и безопасному образу жизни, начиная с хорошего состояния полости рта.

- **Корпоративная карта здоровья полости рта** - обеспечивает удобный доступ к лучшим и наиболее экономичным услугам по лечению заболеваний полости рта. Эта карта помогает человеку поддерживать себя в отличной форме, поскольку хронические заболевания, такие как сердечно-сосудистые заболевания, диабет, инсульт, Альцгеймер, преждевременные роды и т. д., отражаются в полости рта. Раннее выявление помогает в профилактике.[50]

- **Платиновая карта здоровья полости рта** - предназначена для пожилых людей, поскольку IDA подчеркивает, что "зубы - это на всю жизнь", а старость может быть красивой. Эта карта помогает сохранить здоровые зубы с возрастом. Старение уменьшает приток слюны, что приводит к кариесу, затруднению приема пищи, речи и глотания, тем самым влияя на общее состояние здоровья и качество жизни.

- **Карта особых привилегий** - направлена на обеспечение ухода за полостью рта для инвалидов и умственно отсталых людей. Они больше подвержены кариесу или заболеваниям десен и находятся в группе повышенного риска. Они нуждаются в особом уходе, поскольку осведомленность о здоровье полости рта у них низкая, они плохо координируют свое тело и нуждаются в дополнительном доступе к стоматологическим услугам.

- **Muskaan - нацелен** на расширение возможностей ухода за полостью рта для сельских жителей Индии, поскольку стоматолог : Соотношение численности населения в сельской местности катастрофически низкое: на 72% сельского населения приходится менее 2% стоматологов. Эта карта вводит профилактическую, интерцептивную, лечебную и образовательную стоматологическую помощь в существующую систему стоматологической помощи в сельской местности Индии.

Месяц здоровья полости рта

Месяц здоровья полости рта (OHM) направлен на повышение осведомленности населения о гигиене полости рта и решении таких важных проблем, как кариес, зубной налет, зубной камень, бруксизм, заболевания десен, проблемы с зубами мудрости, сухость во рту и неприятный запах изо рта. Цель программы - помочь людям понять причины, симптомы и условия возникновения стоматологических проблем, а также способы борьбы с вредными привычками. Он был инициирован в 2004 году Индийской стоматологической ассоциацией и компанией Colgate.

50

Вызов кисти

Кампания Brush Up Challenge была начата для того, чтобы привить привычки правильного ухода за полостью рта, поскольку многие индийцы не знают, как правильно чистить зубы. Некоторые люди используют палец вместо щетки, черный зубной порошок, табачные препараты, веточки трав и т.д. IDA и Colgate-

Palmolive (India) Ltd. провели различные инновационные мероприятия по пропаганде гигиены полости рта. В октябре 2007 года рекордное количество людей - 177 003 - одновременно чистили зубы в 380 местах по всей Индии в один день и в одно время. Таким образом, в Индии был успешно установлен рекорд Гиннесса по количеству людей, чистящих зубы (в нескольких местах). [50]

Программа информирования родителей

IDA нацеливает родителей на образовательные программы по гигиене полости рта, поскольку они являются первым учителем ребенка в жизни и играют важную роль в поддержании общего здоровья полости рта. Соблюдение гигиены полости рта путем регулярной чистки зубов и ухода за ними как для родителей, так и для детей улучшит здоровье полости рта и поможет снизить риск распространения бактерий, вызывающих кариес. Кариес - это бактериальное заболевание, которое передается по наследству, поэтому родители должны не только регулярно ухаживать за зубами, но и не делиться зубными щетками со своими детьми. Ограничьте потребление сахара, так как его частота и воздействие усиливают кариес. Мы напоминаем родителям, что их дети учатся хорошим привычкам гигиены полости рта, наблюдая за ними или под присмотром чистки зубов.

Программа IDA по повышению осведомленности родителей о здоровье полости рта предполагает обучение родителей с помощью лекций и демонстраций, аудиовизуальных презентаций о здоровье полости рта. Мы прививаем родителям знания о том, что здоровье полости рта ребенка связано с его общим здоровьем.

Colgate Яркие улыбки, яркое будущее

Образовательная программа **Colgate Bright Smiles, Bright Futures** по охране здоровья полости рта во всем мире была разработана для того, чтобы привить детям привычки, связанные с гигиеной полости рта, диетой и физической активностью. Эта программа также призывает специалистов-стоматологов, представителей здравоохранения, гражданских лидеров и, что особенно важно, родителей и педагогов объединиться, чтобы подчеркнуть важность здоровья полости рта как части общего физического и эмоционального развития ребенка. [51]

Яркие улыбки, яркое будущее Индии

В рамках этой программы, проводимой индийской компанией Colgate-Palmolive, дети в начальных школах получают инструкции по уходу за зубами от представителей стоматологической профессии и Индийской стоматологической ассоциации. Обучение проводится с помощью аудиовизуальных материалов и печатной литературы, созданной компанией. Компания также распространяет бесплатные наборы для ухода за зубами, состоящие из 1 зубной щетки и 1 упаковки зубной пасты, для поощрения хорошей гигиены полости рта.

Подготовка преподавателей

Школьные учителя проходят обучение основам ухода за полостью рта. Это помогает им играть важную роль в профилактике заболеваний полости рта, прививая учащимся хорошие привычки по уходу за полостью рта. Обучение учителей

Программа является важной частью программы Colgate Bright Smiles, Bright Futures

Программа. На сегодняшний день в рамках этой программы прошли обучение 2 54 000 учителей. [51]

Национальная программа по охране здоровья полости рта

Компания Colgate-Palmolive India продолжает свой марш в области распространения информации о здоровье полости рта через программу школьного стоматологического образования. В рамках этой программы с 1976 года было охвачено более 95 миллионов школьников в сельских и городских районах страны в возрасте от 5 до 12 лет. Члены различных местных отделений IDA и профессиональные организации по уходу за полостью рта организовали эту программу по всей стране с помощью аудиовизуальных средств, плакатов, таблиц и демонстрации правильной техники чистки зубов. [51]

Некоторые профилактические программы на базе школ

1) Чистка зубов в классе
2) Фторирование школьной воды
3) Программа полоскания рта фтором в школах
4) Программа школьных фторсодержащих таблеток
5) Местная фтористая терапия
6) Школьные программы герметизации
7) Программы школьных обедов
8) Бланк направления

1) Чистка зубов в классе

Зубной налет - это специфическое, но очень изменчивое структурное образование, возникающее в результате колонизации микроорганизмов на поверхности зубов и других частей полости рта, которое состоит из таких компонентов слюны, как муцин, десквамированные эпителиальные клетки, остатки микроорганизмов, заключенные в желатиновый внеклеточный матрикс.

Бактерии в зубном налете вырабатывают

кислоты, которые вызывают кариес. Зубной налет также приводит к заболеваниям пародонта. Это может стать серьезной инфекцией. Она может повредить кость и разрушить ткани вокруг зубов.

Лучшая защита - удалить зубной налет до того, как он успеет накопиться и вызвать проблемы. Чистка зубов удаляет налет с больших поверхностей зубов. Зубная нить удаляет налет из межзубных промежутков. [52]

Программа ежедневной чистки зубов под наблюдением учителя с использованием фторсодержащей зубной пасты может быть эффективно направлена на социально неблагополучные сообщества и значительно снизить уровень кариеса. [53] Есть данные, что регулярное использование фторсодержащей зубной пасты помогает снизить потребность в пломбировании и удалении зубов.

Важные моменты -

- Дети всегда находятся под присмотром во время чистки зубов

- У каждого ребенка есть своя зубная щетка с этикеткой
- Зубные щетки заменяются не реже одного раза в год или раньше, если это необходимо
- Дети наносят зубную пасту на сухую щетку, затем чистят зубы в течение двух минут.
- Необходимое количество зубной пасты распределяется на салфетках, чтобы ваш ребенок чистил зубы в группе под присмотром взрослых в течение двух минут. Полоскание не производится, ребенку предлагается вытереть излишки пасты на бумажную салфетку.
- Каждая зубная щетка тщательно промывается, а затем убирается на хранение. [54]

Были предоставлены зубные щетки и подчеркнута важность того, чтобы сотрудники школы помогали и поощряли детей ежедневно чистить зубы. Первые улучшения в отношении чистоты полости рта сохранялись в течение четырнадцати месяцев. [55]

Хотя программа чистки зубов не является обязательной, она служит ценным инструментом для закрепления правил гигиены полости рта. Дети узнают, как важно мыть руки перед едой и чистить зубы после еды, особенно перед сном.

Шаги для эффективной чистки зубов

Хотя этот порядок действий приведен в качестве руководства, в вашем учреждении он может быть несколько изменен в соответствии с вашими условиями. [56]

Шаг 1

Нанесите мазок (размером с горошину) зубной пасты на щетку каждого ребенка, используя его индивидуальную зубную пасту. Зубная паста возвращается в пакет. Одного тюбика зубной пасты должно хватить более чем на три месяца. Важно использовать только мазок зубной пасты, поскольку дети могут не выплевывать ее.

Шаг 2

После еды детей следует поощрять пить столько воды, сколько им хочется.

Шаг 3

После питья дети могут почистить зубы, проглатывая слюну и пасту по мере того, как они это делают. Детей следует поощрять чистить зубы, используя продемонстрированную технику, и чистить их примерно одну минуту (некоторые группы считают полезным включать в это время песню). [56]

Шаг 4

Когда дети закончат чистить зубы, они либо:

a. Промойте зубную щетку отдельно и стряхните лишнюю воду.

b. Поместите зубную щетку в стаканчик, чтобы воспитатели очистили ее и прополоскали.

Шаг 5

Зубные щетки заменяются в сумке/кейсе ребенка зубной пастой.

Шаг 6

Сумки должны храниться в сухом месте, чтобы они могли тщательно просохнуть, или ящики должны храниться с открытыми крышками в течение нескольких часов, чтобы кисти могли высохнуть (это поможет предотвратить образование плесени и бактерий).

Шаг 7

Для мытья раковины, в которой ополаскивались зубные щетки, следует использовать раствор моющего средства и воды. Для этого следует надеть перчатки. Вытрите раковину насухо бумажными полотенцами. [56]

Ежедневная чистка зубов принесет пользу детям, поскольку научит их тому, что здоровые зубы и десны необходимы для правильного жевания, речи и внешнего вида.[57]

Цель программы ежедневной чистки зубов

Эта программа обеспечивает безопасный и эффективный способ снижения уровня кариеса и заболеваний пародонта. Приучая маленьких детей к правильной гигиене полости рта, ее эффект можно наблюдать во взрослом возрасте.

Участники ежедневно чистят зубы фторсодержащей зубной пастой в соответствии с возрастом под наблюдением врача. Польза от контакта фтора с зубами носит местный характер. [58]

Чистка зубов

□ Чистить зубы следует в одно и то же время каждый день (лучше всего после еды или перекуса).

□ У каждого ребенка должна быть своя зубная щетка с этикеткой. Не разрешается пользоваться общими зубными щетками.

□ Всегда следите за тем, как дети чистят зубы, и напоминайте им, чтобы они не глотали зубную пасту.

□ Чистить зубы можно в любом месте, где есть раковина на соответствующей высоте

в наличии.

□ Если щетки загрязнились, немедленно замените их.

□ Никогда не храните кисти в стаканах с водой.

□ Заменяйте зубные щетки каждые 3-4 месяца. [58]

2) **Фторирование школьной воды**

Фторирование воды - это контролируемое добавление фтора в общественную воду для снижения кариеса. Фторированная вода содержит фтор на уровне, эффективном для предотвращения кариеса; это может происходить естественным образом или путем добавления фтора. [59]

Фторированная вода действует на поверхности зубов, в полости рта она создает низкий уровень фтора в слюне, что снижает скорость деминерализации зубной эмали и увеличивает скорость ее реминерализации на ранних стадиях кариеса.[60]

Фторирование не влияет на внешний вид, вкус и запах питьевой воды.[61] Фторирование воды эффективно снижает кариес как у детей, так и у взрослых: ранние исследования показали, что фторирование воды снижает детский кариес на пятьдесят-шестьдесят процентов. [62]

В 1980-х годах было установлено, что фтор контролирует кариес в основном за счет своего местного воздействия. Основным источником фтора обычно является питьевая вода.[63] В районах, где нет общественного водоснабжения и где фтор не содержится в колодезной воде естественным образом, программы школьного фторирования оказались эффективными и безопасными. Сообщалось о снижении уровня кариеса до 38,9%. В школьной воде используются более высокие уровни фтора, чем в общественной воде, поскольку дети находятся в школе ограниченное время. [64]

Программа школьного фторирования - это добровольная школьная программа, рассчитанная на детей в начальных школах, где не менее 30% учащихся имеют право на получение бесплатных и льготных обедов. Цель школьной программы фторирования - предотвратить кариес путем предоставления ресурсов сообществу.

Программа фторирования школ началась в 1974 году. Первоначально программа называлась "Swish and Swash Program". Название было изменено на "Королевскую программу фторирования", а затем на "Школьную программу фторирования". Программа спонсируется Oregon Public Health и предоставляется бесплатно участвующим школам и ученикам.

Пригодность

- Школа считается соответствующей требованиям, если не менее 30% учащихся имеют право на программу бесплатных и льготных обедов.

- Ученики имеют право на участие, если у них есть разрешение родителей. [65]

Фторирование сельских школ

Эта программа началась в 1975 году. Ее цель - обеспечить фторированной водой школьников, живущих в сельской местности, где нет фторированного водоснабжения. Для этого устанавливается оборудование для добавления фтора в школьную воду. [66] Благодаря фторидам значительно снизилась распространенность кариеса. [67]

3) **Программа полоскания рта фтором в школах**

Школьные программы по использованию фторсодержащих ополаскивателей для рта уже много лет используются в качестве стратегии профилактики кариеса в сообществе.

Фторсодержащие ополаскиватели для рта с концентрацией фторида натрия 0,2 процента назначаются для еженедельных школьных программ фторсодержащего полоскания. Другие ингредиенты могут включать сахарин, сорбат калия, очищенную воду, ароматизатор, лимонную кислоту и красители. [68]

Фторсодержащие ополаскиватели для полости рта

действуют так же, как и другие фториды местного действия, повышая концентрацию фтора в слюне, зубном налете и эмали. Современные лабораторные и эпидемиологические данные указывают на то, что преимущественное действие фтора проявляется в постпрорезывательный период и зависит от регулярного поступления фтора в организм. [69]

4) **Программа школьных фторсодержащих таблеток.**

Программа школьных фтористых таблеток рекомендуется для детей, которые живут в районах с неоптимальным содержанием фтора в воде и не принимают фтористые таблетки дома. Таблетки принимаются ежедневно, разжевываются в течение полуминуты, проглатываются в течение полуминуты, а затем проглатываются.[70]

5) **Местная фтористая терапия**

Профессиональное местное лечение фтором должно основываться на оценке риска развития кариеса. Профилактика пемзой не является обязательным условием такого лечения. Необходимо принимать соответствующие меры предосторожности для предотвращения проглатывания любого профессионально нанесенного фторида.

Дети с умеренным риском развития кариеса должны получать профессиональную фтористую обработку не реже одного раза в 6 месяцев; дети с высоким риском развития кариеса должны получать более частые профессиональные фтористые аппликации (т.е. каждые 3-6 месяцев). Это должно быть частью комплексной профилактической программы в стоматологическом доме.

Если невозможно создать стоматологический дом для людей с повышенным риском развития кариеса, определенным по результатам оценки риска развития кариеса, периодическое нанесение фторсодержащего лака обученным нестоматологическим медицинским персоналом может быть эффективным средством снижения заболеваемости кариесом в раннем детском возрасте.[71]

6) **Школьные программы герметизации**

Герметики предотвращают кариес, а также не дают кариесу расти. В докладе Генерального хирурга о здоровье полости рта говорится, что герметики могут уменьшить кариес у школьников более чем на 70 процентов.

Герметики для ямок и фиссур рекомендованы для лечения кариеса
профилактика, наряду с хорошей гигиеной полости рта, оптимальным фторированием и здоровым питанием.

Школьные программы по герметизации особенно важны для охвата детей из семей с низким уровнем дохода, которые реже получают частную стоматологическую помощь. Программы обычно нацелены на школы с учетом процента детей, имеющих право на участие в федеральных программах бесплатных или льготных обедов. Кариес может привести к боли и другим проблемам, которые влияют на обучение детей школьного возраста. [72]

7) **Национальная программа школьных обедов (NSLP)**

Национальная программа школьных обедов - это федеральная программа питания, действующая в государственных и некоммерческих частных школах и детских учреждениях по уходу за детьми. Она обеспечивает детей сбалансированными, недорогими или бесплатными обедами каждый учебный день. Программа была создана в соответствии с Законом о национальных школьных обедах, подписанным президентом Гарри Трумэном в 1946 году.

Национальная программа школьных обедов для обеспечения недорогими или бесплатными школьными обедами квалифицированных учеников через субсидии школам. [73]

Программа школьных обедов в Индии (SLP) - крупнейшая программа помощи в области продовольствия и питания, ежедневно кормящая миллионы детей. Эта программа была начата в 1960 году в нескольких штатах для решения сложных проблем недоедания и неграмотности. Mid Day Meal Scheme - это популярное название программы школьного питания.

В 2001 году, согласно постановлению Верховного суда, обязательным стало предоставление полуденного питания всем детям начальной школы, а затем и старших классов, обучающимся в государственных школах и школах с государственной поддержкой. [74]

8) **Бланк направления**

В рамках этой программы всем детям выдается карточка-направление, которую они берут с собой домой и затем идут к стоматологу, который подписывает карточку по завершении осмотра, лечения или того и другого. Подписанные карточки возвращаются школьной медсестре или классному руководителю, который играет важную роль в последующей работе с ребенком и родителями. [2]

Преимущества школьных программ

Даннинг отметил такие преимущества, как :

1) Дети могут пройти профилактические или лечебные процедуры.

2) Школьные клиники менее опасны, чем частные кабинеты.

3) Школьная стоматологическая программа способствует сокращению расходов на стоматологические предметы и

4) Стоматологическая служба дополняет услуги медсестер, помогая обеспечить полное медицинское обслуживание школьников. [5]

Индийский сценарий

Индия - это преимущественно сельская местность, 72,2% населения которой составляют жители деревень, а остальные 27,8% - жители городов. С точки зрения здоровья полости рта, большинство индийского населения страдает от таких распространенных проблем полости рта, как пародонтоз - 90-95%, затем кариес, поражающий почти 60-80% детей, неправильный прикус - около 30% и рак полости рта, на долю которого приходится почти 30-35% от общего числа диагностированных случаев рака. Однако большинство индийских исследований показали, что наибольшее бремя всех этих проблем полости рта ложится на обездоленных и социально маргинализированных людей. [75]

Эти проблемы полости рта известны своей уникальной склонностью к прогрессированию, что приводит к отсутствию ремиссии или прекращению заболевания, если его не лечить. [76]. Кроме того, эти проблемы полости рта в значительной степени связаны с болью, мучениями, функциональными и эстетическими проблемами. Эти неблагоприятные особенности в долгосрочной перспективе будут оказывать существенное негативное влияние на качество жизни на биологическом, психологическом и социальном уровнях.[77]

Таким образом, проблемы полости рта считаются одной из немногих категорий заболеваний, которые становятся проблемой общественного здравоохранения в Индии. [78]Это обусловливает необходимость возвращения к принципу первичной медико-санитарной помощи с акцентом на профилактику. Применение различных профилактических мер может стать одним из наиболее экономически эффективных инструментов профилактики проблем полости рта, способствующих повышению социальной и экономической продуктивности отдельных людей и общества в целом.[79]

Исследование показало, что дети, обучающиеся в государственных школах, имеют более низкий уровень осведомленности, чем дети в государственных школах, что можно объяснить более низким социально-экономическим положением. Поскольку Индия является развивающейся страной, рекомендуется проводить больше подобных программ, чтобы добиться желаемых изменений в стране. Как санитарное просвещение расстилает свои горизонты на индийском небосклоне, так и образование в области гигиены полости рта. [80]

Эта программа также призывает специалистов-стоматологов, представителей здравоохранения, общественных лидеров и, что особенно важно, родителей и педагогов объединиться, чтобы подчеркнуть важность здоровья полости рта как части общего физического и эмоционального развития ребенка. В рамках этой программы, проводимой индийской компанией Colgate-Palmolive, дети в начальных школах получают инструкции по уходу за зубами от представителей стоматологической профессии и Индийской стоматологической ассоциации. Обучение проводится с помощью аудиовизуальных материалов и печатной литературы, созданной компанией. [80]

Программа подготовки учителей является неотъемлемой частью программы "Школьное стоматологическое здоровье", которая регулярно проводится по всей стране с целью пропаганды профилактического ухода за зубами. Colgate также запустила свою первую в истории онлайн-школьную программу, включающую веселые и увлекательные мероприятия Обучение основам ухода за полостью рта проводится для школьных учителей. Это помогает им играть важную роль в профилактике заболеваний полости рта, прививая учащимся хорошие привычки по уходу за полостью рта. Программа подготовки учителей является важной частью программы Colgate Bright Smiles, Bright Futures.

В рамках этой программы прошли обучение 243 500 учителей. Colgate-Palmolive India продолжает свой марш в области распространения информации о здоровье полости рта через программу школьного стоматологического образования. В рамках этой программы было охвачено более 83 миллионов школьников в сельских и городских районах страны в возрасте от 6 до 12 лет.

Профессиональные организации по уходу за полостью рта организовали программу по всей стране с помощью аудиовизуальных пособий, плакатов, таблиц и демонстрации правильной техники чистки зубов.

AmeriCares начала свою деятельность в Индии в 2006 году, открыв офис в Мумбаи. Он имеет лицензию Индийского управления по контролю за продуктами и лекарствами и соответствует международным стандартам обращения с фармацевтическими препаратами. Цель проекта - сократить потребление табака и повысить осведомленность индийских подростков и молодежи о положительном влиянии гигиены полости рта и хорошего здоровья.

Практически программа направлена на пропаганду здорового образа жизни и предотвращение развития у подростков зависимости от табака. Базовые знания о гигиене полости рта, профилактике заболеваний и последствиях употребления табака сочетаются с мощными визуальными эффектами, включающими высказывания известных личностей. [81]

Проект включает следующие компоненты: Обучение гигиене полости рта и профилактике заболеваний, демонстрация и отработка техники чистки зубов, закупка и внедрение средств гигиены, разработка и внедрение многоязычных образовательных материалов, наглядное представление последствий употребления табака, рассмотрение потенциальных возможностей для расширения масштабов или пилотирования в других школах, обратная связь и усиление послания через регулярные промежутки времени.

Trinity Care Foundation - некоммерческая организация, расположенная в Бангалоре, Индия, занимающаяся программами школьного здравоохранения, деформации лица и рака полости рта, работающая с общественными организациями, образовательными учреждениями и привлекающая правительство, промышленные и медицинские круги. Они проводят лагеря общественного здоровья, стоматологические обследования и лечение, школьные программы здоровья, медицинские лагеря и лагеря донорства крови. [81]

Уходу за полостью рта в Индии не уделяется должного внимания. За последние 60 лет независимости медицинская наука достигла огромного прогресса в борьбе с большинством инфекционных и неинфекционных заболеваний. Несмотря на то, что было доказано, что здоровье полости рта оказывает непосредственное влияние на общее состояние здоровья, заботой о здоровье полости рта по-прежнему пренебрегают.

Об этом свидетельствует рост распространенности стоматологических заболеваний в последние годы и мизерные средства, выделяемые на охрану здоровья полости рта. В прошлом здоровье полости рта не занимало должного места в национальном и государственном планировании здравоохранения по следующим причинам: недостаточная осведомленность масс о распространенности и тяжести стоматологических заболеваний. Заболевания полости рта не представляют угрозы для жизни и не приводят к тяжелым последствиям. Тот факт, что заболевания полости рта практически можно предотвратить простыми и недорогими эффективными средствами, не известен властям, ответственным за разработку национальной политики в области здравоохранения. [82]

Индия состоит из двадцати восьми штатов, и основной административной единицей в каждом штате является округ, который далее делится на блоки развития общин. В Индии насчитывается 3708 таких блоков, каждый из которых обслуживает население от 80 000 до 120 000 человек. В Индии насчитывается около 11 900 преподавателей, как в государственном, так и в частном секторе, и около 17 660 выпускников стоматологических факультетов в год, поэтому, если они будут помогать в реализации образовательных программ по охране здоровья полости рта, это может оказаться полезным. [80]

Инкрементный стоматологический уход

Это предполагает реализацию программ лечения с привлечением самой младшей группы в первый год и последующие годы, насколько позволяют средства, добавляя каждый год новый класс детей в самом раннем возрасте, пока не будет охвачено все детское население, насколько позволяют имеющиеся ресурсы и средства.

Она определяется как периодический уход с таким интервалом, чтобы приращения стоматологических заболеваний лечились в самое раннее время, соответствующее правильной диагностике и эффективности работы, таким образом, чтобы не накапливались стоматологические потребности сверх минимальных. [2]

Преимущества

1. Предотвращение поражения пульпы и потери зубов
2. Экономика
3. Заболевания пародонта выявляются на ранних стадиях
4. Профилактические программы могут проводиться на периодической основе

5. Привычка периодически возвращаться

Недостатки

1) Внимание к молочным зубам

2) Прививочный уход в раннем возрасте лежит в основе психологии и меняющихся моделей современной семейной жизни

3) Повышение вероятности прерывания программы детского стоматологического здоровья

4) Инертность к поиску частной стоматологической помощи.[1]

Комплексное стоматологическое обслуживание

Это удовлетворение накопленных стоматологических потребностей на момент включения группы населения в программу (первичная помощь), а также выявление и коррекция новых приращений стоматологических заболеваний на полугодовой или другой периодической основе (поддерживающая помощь). [2]

Оценка

Оценка - это мощный инструмент, который можно использовать для информирования и укрепления программы школьного здравоохранения. Образовательное вмешательство было успешным в повышении осведомленности большинства детей о здоровье зубов. [83]

Виды оценки

Оценка процесса и оценка результатов - это два основных типа оценки, которые наиболее актуальны для оценки инициатив в области школьного здравоохранения.

Оценка процесса

Здесь оценивается, что и насколько хорошо запланировано или не запланировано, осуществлено, кому и когда было оказано вмешательство. Она предоставляет информацию о прогрессе в достижении цели программы, выявляет факторы, способствующие или препятствующие ее реализации. [2]

Оценка результатов

Он измеряет результаты программы.

-Оценка того, что было достигнуто в результате вмешательства?

- Диапазон результатов соответствует?

-Необходимо подумать о характере вмешательства и сроках изменений

-Не следует полагаться только на клинические показатели [84]

При оценке результатов

В школе

- стандартизированные критерии оценки кариеса

- регистрируется на уровне первоначального поражения

но при этом возможен отчет и на уровне кавитации [85]

Назначение

- Чтобы доказать эффект от вмешательства

- продемонстрировать успешность вмешательства

- учитывать средства, которые были инвестировано

- Улучшение качества вмешательства

- узнайте, почему то или иное действие работает (или не работает)

- определить сильные и слабые стороны

- повышение потенциала и мотивации участников [86]

Заключение

Школьные программы стоматологического здоровья - это лишь один из аспектов общих программ стоматологического здравоохранения, и они должны быть как можно более тесно связаны с другими программами профилактики и образования.

Однако программы стоматологического лечения могут быть начаты в одиночку. Большинство таких программ на определенном уровне управляются правительством, и оно должно обеспечить доступ к стоматологической помощи для всех детей, посещающих школу, как можно раньше.

Есть все основания утверждать, что при ограниченных ресурсах для детей младшего возраста профилактические программы в школах могут быть реализованы в значительной степени эффективно. Если школьники будут поддерживать хорошее стоматологическое здоровье, то им будет относительно легко сохранить его и во взрослой жизни. Таким образом, регулярное посещение стоматолога в раннем возрасте будет продолжаться и после окончания школы.

Настало время внимательно рассмотреть все возможные

действия и возможности для обеспечения надлежащего стоматологического ухода наряду с хорошим образованием в области гигиены полости рта. Все это можно осуществить при правильном планировании, выполнении, мониторинге и систематической оценке с помощью хорошо организованной школьной стоматологической команды.

Иногда возникают ограничения, а также причины, по которым не удается эффективно реализовать такие программы общественного здравоохранения через школьные мероприятия, если и до тех пор, пока такие программы не будут приняты на приоритетной основе с учетом финансовых ограничений, нехватки рабочей силы и административных проблем.

Поэтому одним из первых шагов в организации программы стоматологического здоровья на уровне школы является создание школьного совета по стоматологическому здоровью, состоящего из специалистов, школьной администрации, учителей и родителей. Таким образом, можно убедить общественность и общество в том, что здоровье полости рта является важной частью общего здоровья, и для того, чтобы эта программа была эффективной и значимой, ее следует практиковать с самого школьного возраста.

Школьный стоматологический скрининг способен стимулировать посещение стоматологических кабинетов. Сильный эффект среди самой низкой социально-экономической группы показывает, что школьный стоматологический скрининг может быть использован для снижения неравенства в области стоматологического здоровья. Школьный скрининг и мотивация значительно повышают процент детей, которые обращаются за бесплатным стоматологическим лечением в стоматологическую школу.

Школьные программы по охране здоровья полости рта играют важную роль в улучшении здоровья полости рта у детей, расширяя доступ и устраняя барьеры к лечению для всех детей. Школьные программы особенно полезны детям из сообществ, где доступ к стоматологической помощи является проблемой.

Школьные программы по гигиене полости рта снижают эти барьеры для получения медицинской помощи, предоставляя профилактические и, в некоторых случаях, восстановительные стоматологические услуги в школе, где ребенок может легко получить доступ к этим услугам. Хотя школьные программы по гигиене полости рта могут создавать небольшие проблемы во время их проведения в школах, в целом они приносят пользу и школам.

При оказании стоматологических услуг на месте учащиеся теряют меньше учебного времени, а сами они становятся более здоровыми и готовыми к учебе. Таким образом, сотрудничество между школьными программами по охране здоровья полости рта и муниципальными школами или школьными округами - это "беспроигрышное партнерство", которое ставит учеников на путь к хорошему здоровью полости рта и общего здоровья, принося пользу на протяжении всей их жизни.

Школы оказывают большое влияние на состояние здоровья полости рта детей, и программы обучения гигиене полости рта существуют в школах уже много лет. Отсутствие доказательств положительного долгосрочного воздействия этих программ привело к разработке нового подхода к укреплению здоровья полости рта в школах - "Школы, способствующие здоровью полости рта".

Школьные медицинские услуги способствуют достижению целей как системы образования, так и системы здравоохранения. Скоординированная программа школьной гигиены дает возможность предоставлять услуги и знания, необходимые для того, чтобы дети могли продуктивно учиться и развивать навыки принятия решений о здоровье на протяжении всей своей жизни.

Ссылки

1. Марья К. М. Учебник стоматологии общественного здоровья. 2011. 1st edition. Jaypee publication. Количество страниц: 240-241.

2. Хирематх С. Профилактическая и общественная стоматология. 2011. 2nd edition. Издание Elsevier. Количество страниц : 257 - 258.

3. Ганеш М. и др. Программа школьного стоматологического здоровья: Неиспользованный потенциал? Журнал Ахмадабадского стоматологического колледжа и больницы. 1(1). Mar-Aug 2010. Количество страниц: 22-28.

4. Шеной Р. П., Секейра П. С. Эффективность школьной стоматологической образовательной программы в улучшении знаний о здоровье полости рта, практики и состояния гигиены полости рта у детей 12-13 лет. Год : 2010. Том : 21. Выпуск : 2. Страница: 253-259.

5. Питер С. Основы профилактической и общественной стоматологии. 2007. 3rd edition. Arya publication . Количество страниц : 545 546.

6. Kwan S. Y. et al. Школы, способствующие здоровью:

возможность для укрепления здоровья полости рта. Том: 83. Номер: 9. Сентябрь 2005. Стр: 641-720.

7. Гарбин К. и др. Образование в области гигиены полости рта в школах: содействие агентам здоровья. Int J Dent Hygiene 7. 2009. 212-216.

8. Hebbal M., Nagarajappa R. Увеличивает ли школьный стоматологический скрининг для детей последующее лечение в стоматологических клиниках? Журнал стоматологического образования. Год:2005. Том:69. Номер:3. Количество страниц: 382-386.

9. Родер Д. М. и др. Оценка обучения стоматологическому здоровью в школьной стоматологической клинике Программа. Журнал стоматологии общественного здоровья. Vol:38. N 1 - Зима 1978. Количество страниц: 44-58.

10. Бертнесс Дж., Холт К. Укрепление здоровья полости рта в школе: справочник - апрель 2009 г. Национальный ресурсный центр по охране здоровья полости рта матери и ребенка. Количество страниц: 1-14.

11. Пайн К.М. Общественное здоровье полости рта.1997. 1st

edition. Количество страниц: 247-248.

12. Park k. Park "s textbook of preventive and social medicine 2009. 20th edition. Banarsidas Bhanot publication. Номер страницы: 775-776.

13. Даннинг Дж. М. Принципы стоматологического общественного здоровья. 4th edition. Номер страницы: 50-51

14. Коутс Д. Е. и др. Стоматологи-терапевты и стоматологи-гигиенисты, подготовленные для работы в условиях Новой Зеландии. Журнал стоматологического образования, август 2009 г., *том 73, номер 8:* 1001-1008.

15. Отдел здоровья полости рта, Министерство здравоохранения Малайзии. Сквозь стоматологическое зеркало: История стоматологии в Малайзии. Второе издание, 2003 г.

16. Глобальная инициатива по охране здоровья школьников WWW,who int/school-youth- health/gshi/en/.

17. Руководство по реализации Национальной программы школьного здравоохранения. Федеральное министерство образования Нигерии.

18. WWW.unicef.org/nigeria/sch.health.prog.pdf.

19. Программа школьного здравоохранения в Манипуре в рамках NRHM Индии. Классика. Kanglaonline. Com/Index. Php.

20. Население Индии 2013 WWW.indiaonlinepages.com/population/india current-population.htm. по состоянию на 21/12/2013.

21. Здоровье полости рта WWW.who.int/mediacentre/factsheets/fs318/in/ по состоянию на 21/12/2013.

22. МалокклюзияW.W.W.childrenshospital.org/health.topics/conditions/ malocclusion по состоянию на 22/12/2013.

23. Али С. М., Куреши Р., Джамал С. Распространенность подслизистого фиброза полости рта и употребление табака и сопутствующих продуктов среди мальчиков, посещающих школу. Pakistan Oral & Dental Journal Vol 31, No. 2 (December 2011):384-387.

24. Гупта ПК, Синор ПН, Бхонсей РБ. Субмукозный фиброз полости рта в Индии: Новая эпидемия? Национальный медицинский журнал Индии 1998:11(3):113-116

25. Глобальная инициатива по охране здоровья школьников WWW. Who.int/ school-youth- health/gshi/en/ по состоянию на 28/12/2013.

26. <u>Линаг</u> М. и др Школьные программы укрепления здоровья за последнее десятилетие: Обзор литературы по курению, алкоголю и солнцезащите. <u>Оксфордские журналы. Медицина Укрепление здоровья Международный</u> том 12. Issue 1 Pp.43-60.

27. <u>Moon A. M.</u> Помогая школам стать средой, способствующей укреплению здоровья - оценка премии Уэссекса "Здоровые школы". <u>Oxford Journals Medicine Health Promotion International</u> Volume 14, **Issue 2** Pp. 111122.

28. Типы здорового окружения <u>WWW.who.int/health-setting/types/schools/en/</u> по состоянию на 28/12/2013.

29. <u>https://web.multco.us/health/school</u> Фторид-программа по состоянию на 6/01/2014.

30. Центры по контролю и профилактике заболеваний.

Рекомендации по использованию фтора для профилактики и борьбы с кариесом в Соединенных Штатах. *MMWR Recomm Rep.* August 17, 2001;50(RR-14):1-42. 008.

31. Marinho VCC, Higgins JPT, Logan S, Sheiham A. Фторсодержащие ополаскиватели для полости рта для профилактики кариеса у детей и подростков. *Cochrane Database Syst Rev.* 2003;(3):CD002284. oi:10.1002/14651858.CD00284.

32. Beauchamp J., Caufield P., Crall J. et al. Клинические рекомендации по использованию герметиков для ямок и фиссур, основанные на доказательствах. JADA 139:257-268,

33. Кафедра стоматологического общественного здоровья WWW. dental.pitt.edu./dph/index.

Php по состоянию на 6/01/2014.

34. Цели Глобальной программы ВОЗ по гигиене полости рта

WWW.who.int/oral.health/objective/en/ по состоянию на 6/01/2014.

35. Стелла YL Кван и др. Школа, способствующая здоровью; возможность для укрепления здоровья полости рта: Бюллетень ВОЗ (2005).

36. Contento I, Balch GI, Bronner YL, et al. Обучение питанию детей школьного возраста. J Nutr Educ 1995;27(6):298-311..

37. Политика и эпидемиология в области охраны здоровья полости рта

http ://hsdm. harvard. edu/

38. Levandoski C , Watson JG The Tattle Tooth Program: the payoff is promising. Dent J 1976 Feb;94(2):8-12

39. Джон К. и Майкл С. THETA: помощники учителей по обучению подростков здоровому образу жизни .том-6 выпуск-3:21-22

40. Здоровье зубов детей Юкона

WWW.hss.gov.yk.ca/dental.php по состоянию на 30/01/2014

41. Джордан А. Асков, Миннесота, демонстрационная программа по стоматологии. Том -9.

Выпуск-1. Страницы - 3-9

42. Cone S.S. and Williard M. Alaska Dental Health Aide Program Int J Circumpolar Health 2013,72:1-5

43. Северная Каролина WWW.ncdhhs.gov/dph/oral health/about us/history.htm по состоянию на 30/01/2014

44 .Larsen CD, Larsen MD, Handwerker LB, Kim MS, Rosenthal M. A comparison of urban school- and community-based dental clinics.J Sch Здоровье. 2009 Mar;79(3):116-22

45. Школьные центры здоровья приносят пользу. www.governing.com/topics/health-human-services/gov-school-based- health-centers-reap-benefitsas on 5/02/2014

46. Школьная гигиена полости рта .Выбор для детей Мичигана www.smilemichigan.com по состоянию на 5/02/2014

47. W.W.W. smile-mohkw.com/Index php по состоянию на 24/02/2014

48. Программа школьной гигиены полости рта Кувейт-Форсайт

W.W.W.mah.se/upload/FAKULTETER/OD по состоянию на 24/02/2014

49. Арига Дж. · Аль-Мутава С. · Назар Х. Программа школьной гигиены полости рта в Кувейте, 2013. Vol. 0, No. 0,:1-4

50. Behbehani JM, Scheutz F: Здоровье полости рта в Кувейте. Int Dent J 2004;54:401- 408.

51. О Национальной программе по охране здоровья полости рта

child.nohp.org.in/about по состоянию на 27/02/2014 г.

52. Colgate Яркие улыбки, яркое будущее

W.W.W. colgate.co.in по состоянию на 27/02/2014 г.

53. Уход за зубами .w.w.w.colgate.com/app по состоянию на 2/03/2014

54 Jackson RJ[1], Newman HN, Smart GJ, Stokes E, Hogan JI, Brown C, Seres J. The effects of the supervised toothbrush programme on caries increment of primary school children, initially aged 5-6 years.Caries Res. 2005 Mar- Apr;39(2):108-15

55 .Toothbrushing At School w.w.w.designedtosmile.co.uk по состоянию на 2/03/2014

56 .Lunn HD[1], Williams AC. Разработка программы чистки зубов в школе для детей с умеренными и тяжелыми

трудностями в обучении. . <u>Community Dent Health.</u> 1990 Dec;7(4):403-6

57. Программа чистки зубов.<u>w.w.w.health .qld.gov.an</u> по состоянию на 3/03/2014

58. Программа чистки зубов.<u>w.w.w.fs.gov.nu.ca по</u> состоянию на 4/03/2014

59. Рекомендации по стоматологии.w.w.w.bradford.nhs.uk по состоянию на 4/03/2014

60. <u>Рекомендации по использованию фтора для профилактики и борьбы с кариесом в Соединенных Штатах</u>. *MMWR Recomm Rep.* 2001;50(RR-14):1-42.<u>PMID</u> 11521913. <u>Резюме</u>: *CDC,* 2007-08-09.

61. Pizzo G, Piscopo MR, Pizzo I, Giuliana G. Фторирование воды в населенных пунктах и профилактика кариеса: критический обзор. *Clin Oral Investig.* 2007;11(3):189-93.

62. Ламберг М., Хаузен Х., Вартиайнен Т. Симптомы, возникающие в периоды фактического и предполагаемого фторирования воды. *Community Dent Oral Epidemiol.*

1997;25(4):291-5.

63. Парнелл К., Уэлтон Х., Омуллейн Д. Фторирование воды. *Eur Arch Paediatr Dent.* 2009;10(3):141-8.

64. Индермитте Э., Саава А., Карро Э. Воздействие питьевой воды с высоким содержанием фтора и риск развития флюороза зубов в Эстонии. Int J Environ Res Public Health. 2009; 6:710-21.

65. . Эйвери К. Т., Шапиро С., Биггс Дж. Т. Фторирование школьной воды. J Sch Health. 1979 Oct;49(8):463-5

66. Программа фторирования школ. Public.health.oregon.gov. по состоянию на 4/03/2014 г.

67. OraFDental Health. Chfs.ky.gov/as on 4/03/2014

68. Саксена С., Сахай А. и Гоэл П. Влияние воздействия фтора на интеллект школьников в штате Мадья-Прадеш, Индия J Neurosci Rural Pract. 2012 May-Aug; 3(2): 144-149

69. Marinho VCC, Higgins JPT, Logan S, Sheiham A. Фторсодержащие ополаскиватели для полости рта для профилактики кариеса у детей и подростков. Cochrane Database Syst Rev. 2003;(3):CD002284. doi:10.1002/14651858.CD00284.

70. Центры по контролю и профилактике заболеваний.

Рекомендации по использованию фтора для профилактики и борьбы с кариесом зубов в США. August 17, 2001;50(RR-14):1-42.

71. Программа фторирования школ. Public.health.oregon.gov. по состоянию на 5/03/2014 г.

72. Adair SM. Доказательное использование фтора в современной детской стоматологической практике. Pediatr Dent 2006:28(2):133-42 73.Программы герметизации зубов в школах.

h ttp ://www.cdc. gov/oralhealth/dental sealant program по состоянию на 5/03/2014 г.

74. Национальная программа школьных обедов http://www.fns.usda.gov/nslp/national-school-lunch-program по состоянию на 6/03/2014

75. Чутани А.М. Программа школьных обедов в Индии: история вопроса, цели и компоненты. Asia Pac J Clin Nutr. 2012;21(1):151-4

76. Ramya K , KVV Prasad KVV, Niveditha H Общественные меры первичной профилактики заболеваний полости рта:

Индийская перспектива J. Int Oral Health 2011 Том 3; Выпуск 5

77. Miglani DC, Rajeshkar A, Rao AVV. Стоматологическое санитарное просвещение в связи с профилактикой стоматологических заболеваний в Индии. Журнал Индийской стоматологической ассоциации 1975; 311-327.

78. Шейхам А. Здоровье полости рта, общее здоровье и качество жизни. Бюллетень Всемирной организации здравоохранения 2005; 83(9): 644-45.

79. Нанда Кишор КМ. Последствия для общественного здравоохранения неравенства в области здоровья полости рта в Индии. J. Adv Dental Research 2010; 1(1): 1-9.

80. Monse B, Naliponguit E, Belizario V, Benzian H, Helderman WVP Пакет основных медицинских услуг для детей - программа 'Fit for School' на Филиппинах. Международный стоматологический журнал 2010; 60: 85-93.

81. Менон И., Паркаш Х. Глобальное медицинское образование, путь к продуктивности и осведомленности - индийская перспектива Глобальный журнал науки о здоровье Том 3, № 2; октябрь 2011 г.

82. Goel, P., Sehgal, M., & Mittal, R. Оценка эффективности школьных программ обучения стоматологическому здоровью среди детей из различных социально-экономических групп. J Ind Soc Prevov Prev Dent, 2005 131-135.

83. Сумит К, Сандип Кумар С, Саран А и Диас ФС, системы оказания медицинской помощи в полости рта в Индии: обзор 2013 г. том 3 (2) май-август, стр.171-178

84. Гоэл П., Сехгал М., Миттал Р. Оценка эффективности школьной программы обучения стоматологическому здоровью среди детей из разных социально-экономических групп. J Indian Soc Pedod Prev Dent. 2005 Sep;23(3):131-3

85. http://www.nationaloralhealthconference.com по состоянию на 21/03 2014 г.

86. http ://www. eadph. or g по состоянию на 21/03 2014 г.

87. http://www.eadph.orga по состоянию на 22/03 2014 г.

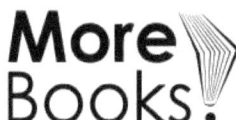
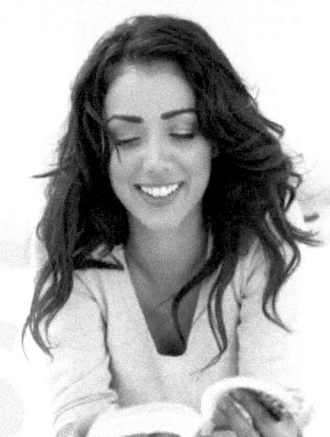

I want morebooks!

Buy your books fast and straightforward online - at one of world's fastest growing online book stores! Environmentally sound due to Print-on-Demand technologies.

Buy your books online at
www.morebooks.shop

Покупайте Ваши книги быстро и без посредников он-лайн – в одном из самых быстрорастущих книжных он-лайн магазинов! окружающей среде благодаря технологии Печати-на-Заказ.

Покупайте Ваши книги на
www.morebooks.shop

info@omniscriptum.com
www.omniscriptum.com

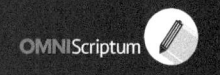

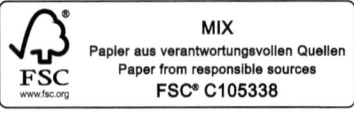

Printed by Books on Demand GmbH, Norderstedt / Germany